W0013125

Dr. Jörg Zittlau

Lebensfreude und Gesundheit durch
Johanniskraut

Die Heilpflanze bei Depressionen, Schlafstörungen und Nervosität nutzen. Mit Rezepturen zur Stärkung des Herzens und zur Behandlung von Verletzungen

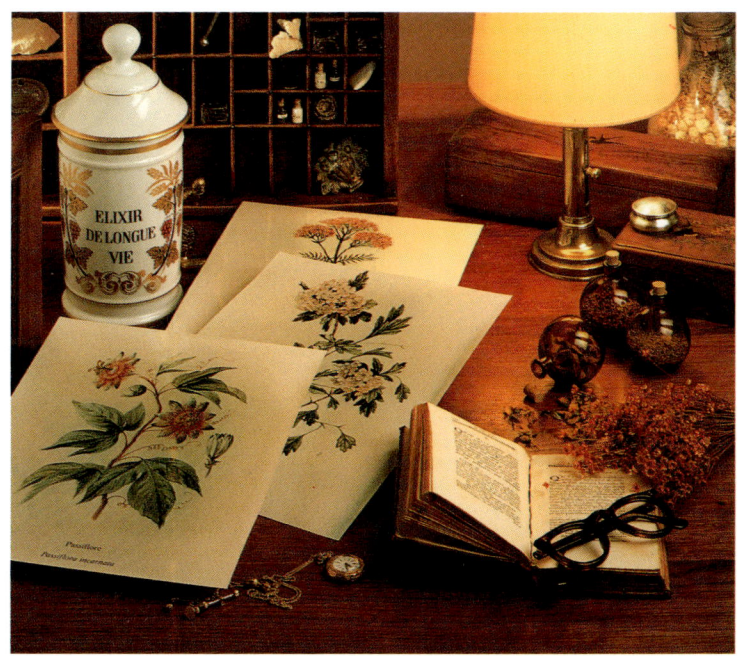

SÜDWEST

Inhalt

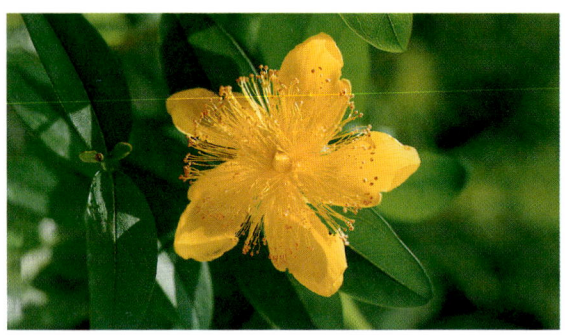

Eine Pflanze mit vielfältigen Heilwirkungen.

Johanniskraut ist in vielen Darreichungs- formen im Handel erhältlich.

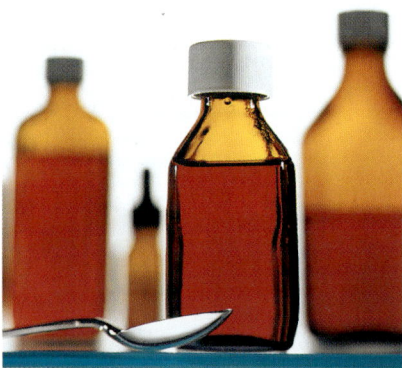

Natürlich heilen
mit Johanniskraut

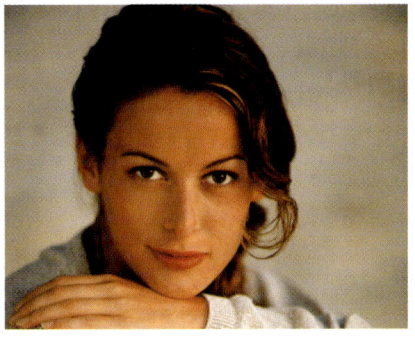

Der Haut zuliebe: Johanniskraut zur Schönheitspflege.

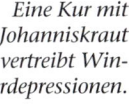

Eine Kur mit Johanniskraut vertreibt Winterdepressionen.

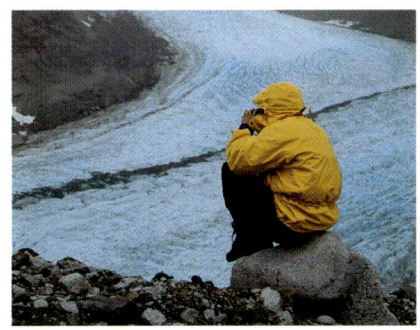

Johanniskraut
für die Schönheit

Die Kombination mit Pfirsichblüten lindert jeden Husten.

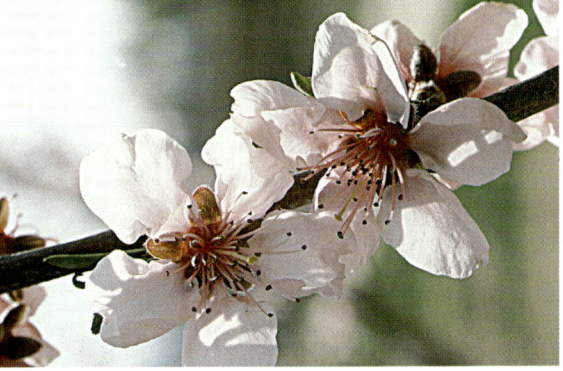

Vorwort

Heilpflanzen gehören zu den ältesten Heilmitteln überhaupt. Im Zuge des medizinischen Fortschritts traten sie jedoch viele Jahrzehnte immer mehr in den Hintergrund. Ärzte und Patienten setzten ihr Vertrauen überwiegend in synthetisch hergestellte Produkte der Pharmaindustrie. Nach dem Motto »Für jede Krankheit und jedes Wehwehchen gibt es eine Pille« entwickelte sich der Bundesbürger zu einem König der Selbstmedikation, der im Durchschnitt jeden Tag eine Pille schluckte.

Seit einiger Zeit scheint sich das Blatt zu wenden. Immer mehr Menschen setzen ihr Vertrauen wieder in die Kräfte der Natur. Dabei spielen selbstverständlich auch Heilkräuter eine große Rolle. Diese Entwicklung stieß anfangs bei Ärzten auf große Vorbehalte, doch inzwischen ändert sich auch deren Einstellung. Eine jüngst durchgeführte Umfrage, bei der 25 000 Ärzte befragt wurden, ergab, dass 98 Prozent von ihnen Heilpflanzen oder pflanzliche Präparate in ihre täglichen Verordnungen einbeziehen.

> Noch vor zwanzig Jahren wurden die Heilwirkungen des Johanniskrauts bei psychischen Erkrankungen höchstens gegen leichte Fälle von Schlafstörungen oder Wetterfühligkeit genutzt. »Handfeste« psychische Störungen, wie Depressionen, Ängste und Zwangsneurosen, wurden hingegen mit Psychopharmaka behandelt.

Johanniskraut auf dem Vormarsch

Zu den großen Gewinnern dieses neuen Bewusstseins bei Ärzten und Patienten zählt zweifelsohne das Johanniskraut. Es gehört zu den Heilpflanzen, die den Eintritt in die medizinische Therapie geschafft haben. Es ist wissenschaftlich gut erkundet, und seine Wirksamkeit ist vielfach belegt. Über kaum eine Pflanze wurde in den letzten Jahren in Fachzeitschriften mehr publiziert.

All diese Publikationen lassen kaum noch Zweifel daran, dass Johanniskraut auch bei hartnäckigen Depressionen und Ängsten erfolgreich sein kann, und zwar genauso erfolgreich wie die meisten synthetischen Psychopharmaka, ohne freilich deren Risiken und Nebenwirkungen zu bergen.

Natur ist Trumpf

Einige Wissenschaftler feiern die getüpfelte Pflanze als Heilmittel, das auf natürliche Weise »Licht in dunkle Seelen« bringt. Da wundert es nicht, dass immer mehr pharmazeutische Unternehmen nun auch Johanniskrautpräparate in den unterschiedlichsten Zubereitungsformen in ihr Sortiment aufnehmen.

Dem Leser sei freilich geraten, nicht voreilig den Versprechungen der Hersteller zu folgen und die knallroten Tabletten, Pillen oder Säfte für seinen Apothekerschrank einzukaufen. Denn erstens sind Teezubereitungen aus dem getrockneten Kraut oder Öle aus der Frischpflanze erheblich preiswerter; und zweitens besteht ja die große Chance der Pflanzenheilkunde gerade darin, endlich Abschied zu nehmen von der »Pillenmentalität«, und wieder etwas näheren Kontakt zur Natur aufzunehmen – ein Kontakt, der in aller Regel nur heilsam sein kann.

Um dabei zu helfen, werden in diesem Buch die Möglichkeiten beschrieben, wie sich jeder seine Johanniskrautarznei selbst herstellen kann. Dazu gehören naürlich auch Hinweise zum eigenen Anbau des Heilkrauts und seiner fachgerechten Weiterverarbeitung sowie die Möglichkeit der Kombination mit anderen Heilpflanzen.

Johanniskraut im Wandel

Johanniskraut gelangt also in jüngster Zeit als Heilpflanze zu ungewöhnlicher Popularität. Doch bekanntlich hat jeder Ruhm seine Schattenseiten, und das trifft auch hier zu. So huldigt man dem Kraut wohl als Medikament bei psychischen Störungen. Doch kaum einer erwähnt noch, dass es auch bei Sportverletzungen, Hautentzündungen, Verbrennungen, Gastritis, Herpes, Herzschwäche und Durchfall erfolgreich sein kann. Tatsache ist, dass es sich beim Johanniskraut um eine Heilpflanze von überdurchschnittlich breitem Wirkungsgrad handelt – gewiss keine Universalpflanze, aber doch ein Kraut, das es verdient hat, in ganz besonderer Weise gewürdigt zu werden. Dieses Buch soll dazu beitragen.

Dr. Jörg Zittlau

Nicht umsonst galt Johanniskraut bei den alten Griechen als Wundheilmittel Nummer eins. Auch in der mittelalterlichen Medizin wurde es eingesetzt, etwa um schwachen Herzen wieder neue Kraft zu geben.

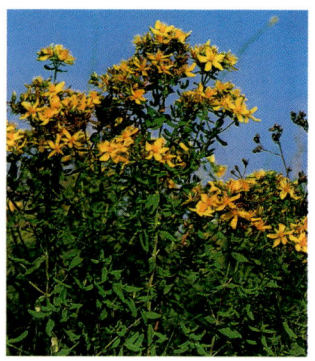

Die heilkräftige Art des Johanniskrauts: Hypericum perforatum oder Tüpfeljohanniskraut.

Botanik und Geschichte

Johanniskraut erkennen und sammeln

Johanniskraut können Sie selbst sammeln oder anbauen. Das ist sicherlich am preiswertesten. Allerdings müssen Sie sich dann noch die Mühe machen, die frischen Pflanzen vorschriftsmäßig zu trocknen. Wem das zu viel wird, der kann sein Johanniskraut natürlich auch fix und fertig in der Apotheke kaufen.

Botanische Merkmale

Allein in Deutschland existieren neun verschiedene Arten von Johanniskraut. Von therapeutischer Bedeutung ist jedoch nur eine Art, nämlich Hypericum perforatum, das Tüpfeljohanniskraut.

Sie erkennen es an folgenden Merkmalen:

▶ Größe: Bis zu einem Meter hoch.

▶ Stengel: Rund, kahl, mit zwei Längskanten. Im oberen Bereich sind die Stengel stark verzweigt.

▶ Blätter: Hält man die länglichen Blätter des Johanniskrauts gegen das Licht, sehen sie aus wie perforiert. Verantwortlich für dieses eigentümliche Muster sind die in den Blättern befindlichen Öldrüsen. Sie geben dem Kraut sein unverwechselbares Aussehen, das auch zum Namen Tüpfeljohanniskraut führte.

▶ Blüten: Zwischen Juni und September blüht eine dichte Pracht goldgelber Blüten, die zu Gruppen – sogenannten Scheindolden – vereinigt sind. Zerquetscht man eine Blüte zwischen den Fingern, so tritt ein blutroter Saft aus, der die Haut blauviolett verfärbt.

▶ Standort: Trockene Urgestein- und Kalkböden, an sonnigen Hügeln und Berghängen sowie an sonnigen Wegen und Mauern.

Sollten Sie sich nicht so ganz sicher sein, ob Sie auch wirklich das richtige Kraut erwischt haben, reiben Sie einfach die Blüten: Tritt ein roter Saft aus, und erscheinen außerdem die Blätter im Gegenlicht getüpfelt, dann haben Sie Hypericum perforatum in der Hand.

Johanniskraut selbst sammeln

Zum Sammeln eignen sich alle oberirdischen Triebe, die beste Sammelzeit ist zwischen dem 15. Juni und 1. September. Sammeln Sie am besten bei aufgehendem Mond, denn unter dieser Konstellation sind die Blüten und Blätter des Johanniskrauts besonders reich an Wirkstoffen!

Johanniskraut trocknen

Zum Trocknen wird das abgeschnittene Kraut zu kleinen Bündeln zusammengebunden und in luftigen Räumen mit den Blüten nach unten aufgehängt.
Wichtig: Schützen Sie die Pflanzen vor starkem Lichteinfall, um chemische Veränderungen der Wirkstoffe zu vermeiden!

Johanniskraut anbauen und ernten

Wenn Sie einen Garten besitzen, eignet sich Johanniskraut sehr gut zum Selbstanbau. Auf diese Weise können Sie dann ganz sicher sein, dass Ihr Heilkraut nicht mit Pflanzenschutzmitteln belastet ist und wirklich nur gesundheitsfördernde Eigenschaften entwickelt.
Das Johanniskraut wird bis zu einem Meter hoch und schmückt sich im Sommer mit kräftigen, goldgelben Blüten. In seinen Bodenansprüchen ist es recht bescheiden: Es wächst auf lehmigen und kalkhaltigen genauso gut wie auf mageren und trockenen Böden. Sicherlich wird sich auch in Ihrem Garten ein passendes Fleckchen finden lassen.

Hyperikum perforatum ist eine kräftige und farbenfrohe Zierstaude ohne große Ansprüche – und das macht die Pflanze zu einer pflegeleichten Bereicherung für jeden Garten, vor allem als Verschönerung für unscheinbare Mauern oder Wegränder.

Aufzucht aus Samen

Die Aussaat von Johanniskraut erfolgt zwischen März und Mai in Schalen, kleinen Kisten oder im Frühbeet. Die kräftigsten Sämlinge werden im Abstand von 40 Zentimetern in den Garten verpflanzt. Die Aufzucht per Saatgut erfordert viel Geduld und Aufmerksamkeit, ist daher wohl eher etwas für den Gartenspezialisten.

Johanniskrautkultur für jedermann

Der Name »Johanniskraut« – in Anlehnung an das Blut von Johannes dem Täufer – ist schon seit dem 6. Jahrhundert gebräuchlich. Auch einer der längsten Tage des Jahres, der 24. Juni, ist als Johannistag, der oft mit dem Beginn der Blütezeit des Krauts zusammenfällt, dem großen Täufer gewidmet.

Einfacher als die Aussaat ist, die fertigen Pflanzen aus Staudengärtnereien zu beziehen. Noch einfacher und preiswerter ist es, freiwachsende Pflanzen in den Garten umzusiedeln. Pflanzung bzw. Umsetzung erfolgen entweder im Spätherbst oder im Frühjahr.

Für die Pflanzung müssen Sie den Boden sorgfältig vorbereiten. Er wird zunächst tiefgründig umgegraben und mit Kompost angereichert. Greifen Sie keinesfalls zu synthetischen oder chemischen Düngern, denn deren Wirkstoffe werden Sie später auch in Ihrem Johanniskrautextrakt wiederfinden! Schwere Böden machen Sie am besten durch Beimengung von scharfem Sand lockerer, um eine bessere Durchlüftung zu gewährleisten.

> Johanniskraut wächst in den gemäßigten Zonen Europas und Asiens und im westlichen Nordafrika. Auch in unseren Gefilden eignet es sich hervorragend zum Selbstanbau.

Ernte

Geerntet wird das gesamte Kraut einschließlich der Blüten; die beste Erntezeit liegt zwischen Mitte Juni und Anfang September. Wegen der höheren Konzentration an Wirkstoffen in der Pflanze sollten Sie die Ernte bei zunehmendem Mond durchführen.

Das Wichtigste über den Selbstanbau

▶ Bodenbeschaffenheit: Johanniskraut ist genügsam; es reicht lehmiger und kalkhaltiger oder magerer und trockener Boden. Schwerer Boden kann durch Sand gelockert werden.

▶ Beste Pflanzzeit: Aussaat zwischen März und Mai

▶ Bester Standort: Mauern oder Wegränder

▶ Beste Erntezeit: Mitte Juni bis Anfang September

Ein Heilkraut mit langer Geschichte

Schon die Griechen der Antike kannten das Johanniskraut und verwendeten es als Heilmittel, um die bei ihren zahlreichen Scharmützeln und Schlachten erlittenen Wunden zu behandeln.

Interessant ist auch, wie die antiken Ärzte darauf kamen, Hyperikum ausgerechnet für die Behandlung von Wunden einzusetzen. Sie wählten nämlich ihre Heilpflanzen nach dem Prinzip der Ähnlichkeit aus. Ihrer Meinung nach konnte man anhand bestimmter Merkmale der betreffenden Pflanzen und Kräuter bereits feststellen, wofür oder wogegen sie wirkten. Da beim Zerreiben der Blätter und Blüten des Johanniskrauts eine rote Flüssigkeit austrat, stand für die antiken Ärzte fest, dass es vor allem in der Behandlung von mehr oder weniger stark blutenden Wunden eingesetzt werden konnte. Diese auf den ersten Blick etwas zweifelhaft anmutende Theorie wird heute bestätigt: Auch aus moderner pharmazeutischer Sicht eignet sich Johanniskraut durchaus zur Behandlung von Verletzungen. Hier zeigt sich also wieder einmal, dass das Erfahrungswissen in alten Heilkunden durchaus imstande ist, mit wissenschaftlichen Erkenntnissen mitzuhalten.

Johanniskraut und Magie

Der blutrote Saft und die Blätter mit ihrer Perforation regten auch die Phantasie der Menschen an, so dass es zahlreiche Legenden zum Johanniskraut gibt. Schon in der Antike wurden ihm magische Kräfte zugesprochen, es wurde zu Sträußen gebunden und über den Figuren der Götter aufgehängt, um böse Geister abzuhalten. Die Germanen schmückten beim Sonnwendfest ihre Altäre mit Johanniskraut und flochten es zu Kränzen, die dann beim Tanz um das Sonnwendfeuer getragen wurden. Der später über das Hausdach geworfene Johanniskrautkranz sollte für das folgende Jahr Glück und Gesundheit bringen. Auch die frühen Christen maßen dem Kraut eine besondere Bedeutung bei. Sie glaubten, dass die Pflanze mit ihrem roten Saft aus dem Blut Johannes des Täufers hervorgegangen sei – daher auch der heute noch übliche Name »Johanniskraut«.

Mit dem Johanniskraut war schon immer viel Aberglauben verknüpft. So durfte es in manchen Gegenden nur in der Geisterstunde nach dem Johannistag geerntet werden, da es angeblich um Schlag ein Uhr sämtliche Heilkräfte verlieren sollte. Eingekerkerten Hexen wurde vor der Folterung roter Johanniskrautsaft eingeflößt, um sie zum Reden zu bringen.

Schutz gegen den Teufel und die Mächte der Finsternis

Dort, wo Johanniskraut hing, sollte der Teufel keine Macht mehr haben, weil es unter dem besonderen Schutz Gottes stehe. Der Sage nach versuchte der Teufel einmal, das heilige Kraut zu vernichten. Er nahm eine Nadel und stach wie ein Besessener auf die Blätter der unglückseligen Pflanze ein. Doch Gott stellte das Johanniskraut unter seinen Schutz – geblieben ist das charakteristische Lochmuster der Blätter.

Mysterien und Legenden dürfen niemals außer Acht gelassen werden, wenn man die Wirkung einer Pflanze wirklich vollständig begreifen will. Im Falle des Johanniskrauts zeigen sie ganz deutlich, dass dieser Pflanze schon immer eine große Kraft gegen das Böse und gegen die Kräfte der Unterwelt zugeschrieben wurde. Sie bringt Licht über die Menschen, schützt das Leben vor den bösen Mächten.

Im Mittelalter hatte das Johanniskraut Namen wie »Feldhopfenkraut« und »Teufelsflucht«. Der erste Name zeigt, dass seine beruhigende Wirkung an den Hopfen erinnerte, der zweite weist hingegen auf seinen Einsatz bei psychisch Kranken hin, die ja damals als vom Teufel besessen galten.

Johanniskraut und Licht

Heute weiß man, dass Johanniskraut tatsächlich einen sehr engen Zusammenhang mit Licht und Dunkelheit besitzt. Es fördert die sogenannte Lichtutilisation, d. h., es bringt unseren Körper und unsere Seele dazu, die positiven Kräfte der Sonnenstrahlen besser zu nutzen. In der Psychiatrie wird es von Medizinern mittlerweile als depressionshemmendes Heilkraut gepriesen, das »Licht in dunkle Seelen bringt«. Die Mystik und die moderne Wissenschaft müssen also kein Widerspruch sein.

Das Johanniskraut in der Volksmedizin

In der Volksmedizin wird das Johanniskraut seit alters zur Behandlung von Furunkeln, Hämorrhoiden, Wunden, Quetschungen, Verbrennungen und Neuralgien eingesetzt. Der Blütenaufguss sollte Blutflüsse heilen und die Monatsregel schmerzlos machen, während der Weingeistauszug bei Hexenschuss, Gicht, Bettnässen und nachgeburtlichen Krämpfen der Frau zum Einsatz kam. Die gesottenen Samen schließlich sollten Durchfall stoppen, den Harnfluss anregen, Würmer abtöten

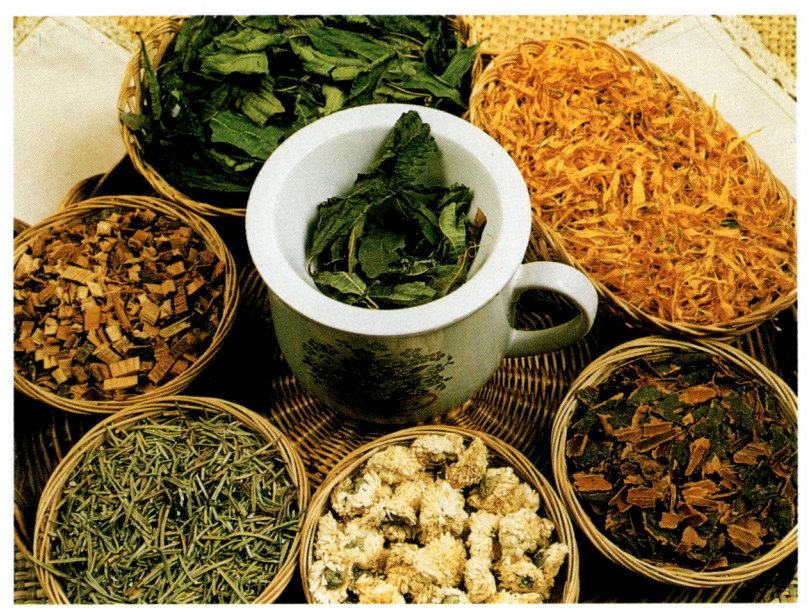

Seit vielen tausend Jahren heilen die Menschen Beschwerden, Krankheiten und Verletzungen mit Kräutern aus der Natur. In diesem Jahrhundert war jedoch die »synthetische« Medizin auf dem Vormarsch. Doch in den letzten Jahren besinnt man sich wieder auf die Heilkräfte der Natur.

und darüber hinaus gegen Migräne helfen, »die in der Galle sitzt«. Einige dieser Einsatzmöglichkeiten von Hyperikum konnten inzwischen Wissenschaftler bestätigen, andere, wie etwa seine Wirkung bei Wurmerkrankungen, Gicht, Migräne und Hexenschuss, fanden hingegen keine Rückendeckung.

Erfahrung spricht für sich

Eines sollte uns jedoch auf jeden Fall zu denken geben: Wenn ein Arzneimittel über viele Jahrhunderte als Hausmittel bei bestimmten Erkrankungen zum Einsatz kommt, so spricht vieles für seine Wirksamkeit. Auch in der Volksmedizin – selbst wenn hier wissenschaftliche Belege keine Rolle spielen – zählt nämlich in erster Linie der Erfolg, und dies bedeutet: Wenn ein Hausmittel häufiger bei bestimmten Erkrankungen versagt, wird es schließlich aus dem Sortiment gestrichen. Doch im Unterschied zu vielen anderen Heilpflanzen wurde der Einsatzbereich des Johanniskrauts nicht kleiner, sondern vergrößerte sich immer mehr. Und das spricht für seine breite Wirkpalette.

In der Volksmedizin wird das Johanniskraut schon sehr lange und gegen die verschiedensten Erkrankungen eingesetzt. Im Unterschied zu vielen anderen Heilkräutern konnte es seinen Einsatzbereich immer mehr erweitern.

Ein Kraut überzeugt die Ärzte

Als Heilmittel wurde das Johanniskraut im Laufe seiner Geschichte zu sehr unterschiedlichen Zwecken eingesetzt.

▶ Johanniskraut in der Antike

In der Antike setzten griechische Ärzte Johanniskraut als Wundheilmittel ein. Hippokrates (ca. 460–370 v. Chr.) schätzte die Pflanze vor allem als kühlendes und entzündungshemmendes Medikament und verwendete es bei Lungenkrankheiten. Der unter Kaiser Nero dienende Militärchirurg Dioskurides (ca. 40–90 n. Chr.) empfahl das Kraut zur Behandlung von Ischiasbeschwerden, fiebrigen Erkrankungen, Blasenschwäche und Brandwunden.

▶ Johanniskraut im Mittelalter

Hieronymus Bock (1498–1554), der Verfasser des legendären »New Kreütterbuch«, rühmte Hyperikum als blutstillend, wundheilend, harntreibend und wirksam bei Fieber und Ischiasbeschwerden. Regelrecht begeistert war Paracelsus (1493–1541). Er schrieb über das Johanniskraut: »Seine Tugend kann gar nicht beschrieben werden, wie groß sie eigentlich ist. Es ist nicht möglich, dass eine bessere Arznei für Wunden in allen Ländern gefunden wird.« Doch damit nicht genug. Paracelsus verwendete das Kraut nicht nur zur Wundheilung, sondern auch zur Behandlung von psychischen Erkrankungen. So schrieb er, dass »Gott mit diesem Kraut ein Zeichen setzte, allein wegen der Geister und tollen Phantasien, die den Menschen zur Verzweiflung bringen«. Damit war der Grundstein gelegt, um Hyperikum bei psychischen Erkrankungen – vor allem zur Beruhigung – einzusetzen.

▶ Johanniskraut in der Neuzeit

Der von Paracelsus eingeschlagene Weg sollte einen großen Einfluss auf die Kräutermedizin der nachfolgenden Jahre haben. Immer häufiger wurde das Johanniskraut zu psychotherapeutischen Zwecken eingesetzt. Ein führendes Kräuterbuch aus dem 17. Jahrhundert empfiehlt denn auch das Kraut »bei fürchterlichen melancholischen Gedanken« sowie bei »Zittrigkeit und Unruhe«. Hyperikum war damit auf dem besten Wege, Schritt für Schritt zum Beruhigungsmittel der ersten Wahl aufzusteigen.

> In der Antike schätzten die Griechen das Johanniskraut vor allem als Wundauflage. Heilkräuter zur Behandlung von Verletzungen hatten bei ihnen naturgemäß eine große Bedeutung, weil sie immer wieder in kriegerische Auseinandersetzungen mit ihren Nachbarvölkern verwickelt wurden.

▶ Johanniskraut in der heutigen Medizin

1941 wurde Johanniskraut als »Herba hyperici« in das Ergänzungsbuch des Deutschen Arzneibuchs aufgenommen und tat damit seinen ersten Schritt in Richtung Schulmedizin. Zunächst einmal wurde es jedoch wieder vergessen. Die Medizin setzte euphorisch auf synthetische »Ruhigsteller« aus der Pharmaindustrie. Anfang der siebziger Jahre machte sich jedoch mehr und mehr die Erkenntnis breit, dass diese Medikamente aufgrund ihrer zahlreichen und zum Teil schwer wiegenden Nebenwirkungen in vielen Fällen zum Scheitern verurteilt waren. Bei der Suche nach Alternativen lenkte man den Blick wieder verstärkt auf pflanzliche Heilmittel. 1979 wurde das Johanniskraut in den deutschen Arzneimittelkodex aufgenommen. Schließlich zeigte sich auch das Bundesgesundheitsamt zu einer positiven Bewertung bereit, man verfasste sogar eine Monographie zu »Hyperici herba« – was ungefähr einem schulmedizinischen Adelsschlag gleichkommt.

Renaissance einer Heilpflanze

Heute stellt sich die Situation folgendermaßen dar: Johanniskraut ist mittlerweile aus der Psychiatrie nicht mehr wegzudenken und bietet eine wirksame – auch von Schulmedizinern akzeptierte – Alternative zu Psychopharmaka. Es kommt vor allem in der Therapie von Depressionen leichteren und mittleren Grades zum Einsatz. Immer mehr pharmazeutische Unternehmen führen Johanniskrautpräparate in ihrem Sortiment, wobei allerdings große Preis- und Qualitätsunterschiede auffallen.

Vernachlässigte Qualitäten von Johanniskraut

Als Antibiotikum, Wund- und Verletzungsheilmittel wird Johanniskraut von Ärzten nur selten verordnet. Hier liegt ein großes Versäumnis, da es gerade auf dem Gebiet der Sportunfälle zu den Heilmitteln der ersten Wahl gezählt werden müsste. Auch Johanniskrauttee wird zu wenig empfohlen, obwohl dieser Tee sehr preiswert ist und eine ähnliche Wirksamkeit wie die Fertigarzneimittel entfaltet.

In der heutigen Schulmedizin wird das Johanniskraut vor allem zur Behandlung von psychischen und neurologischen Störungen und Erkrankungen, wie etwa Wetterfühligkeit, Nervosität, Schlaflosigkeit, Alpträume und Depressionen, eingesetzt. Als besonders wirksam haben sich Kombinationspräparate aus Baldrian und Johanniskraut erwiesen.

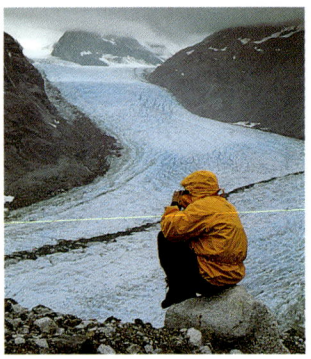

Gerade die Wintermonate fördern durch ihren Mangel an Licht Depressionen.

Wirkstoffe des Johanniskrauts

Wirkstoff Nummer eins – das Hyperizin

Das Hyperizin bildet die typischste Stoffklasse des Johanniskrauts. Der Gehalt an Hyperizin und hyperizinähnlichen Substanzen liegt im getrockneten Kraut bei durchschnittlich 0,1 bis 0,15 Prozent, in den Blüten ist er mit 0,2 bis 0,3 Prozent am höchsten.

Hyperizin fördert die Entspannung

Einer der Hauptangriffspunte des Hyperizins ist das Dopamin. Hierbei handelt es sich um einen Botenstoff, der in bestimmten Zonen unseres Gehirns an der Reizübertragung von einer Gehirnzelle zur nächsten beteiligt ist. Teilt eine Zelle einer anderen etwas mit, so wird eine winzige Menge Dopamin in die Spalte zwischen den beiden Zellen ausgeschüttet, die dann von einem speziellen Dopaminrezeptor der anderen Zelle erkannt und aufgenommen wird und schließlich zu deren Aktivierung führt. Wichtig ist dabei, dass Dopamin in der Hauptsache hemmende Signale überträgt. Mit anderen Worten: Dopamin sorgt dafür, dass die Erregungen innerhalb bestimmter Gehirnbereiche nicht über das erwünschte Maß hinausschießen. Fehlt also Dopamin, gerät die Gehirnerregung und damit auch die Psyche aus dem Gleichgewicht. Wir werden nervös und zittrig, leiden unter Schlafstörungen oder neigen zu Schwermut; schwere Erkrankungen wie Schizophrenie und die parkinsonsche Krankheit stehen im Zusammenhang mit Störungen im Dopaminstoffwechsel bzw. einem Dopaminmangel.

Der Johanniskrautwirkstoff Hyperizin sorgt dafür, dass im Gehirn weniger Dopamin zu Noradrenalin umgebaut wird. Dadurch schlägt Johanniskraut zwei Fliegen mit einer Klappe: Es sorgt einerseits dafür,

Hyperizin ist nicht nur der Hauptwirkstoff des Johanniskrauts, es ist auch seine Leitsubstanz. Das bedeutet: Der Anteil der übrigen Wirkstoffe des Krauts steht und fällt mit dem Prozentsatz an Hyperizin.

14

dass ausreichende Mengen vom erregungshemmenden Dopamin erhalten bleiben. Andererseits bewirkt es, dass weniger Noradrenalin, dem eine eher euphorisierende Wirkung zugeschrieben wird, gebildet wird. Insgesamt fördert also Hyperizin die Entspannung.

Hyperizin gibt dem Licht neue Kraft

Dass Lichtmangel die Stimmungslage verschlechtert, hat wohl schon jeder erlebt. In extremen Fällen können sich jedoch durchaus auch ernsthafte Konsequenzen ergeben. So zeigten Polarforscher, die aufgrund der langen polaren Nächte kein Sonnenlicht abbekamen, die typischen Anzeichen einer Depression. Ähnliche Beobachtungen konnten auch bei Bergarbeitern gemacht werden. Auch Angestellte, die in dunklen Büros arbeiteten, reagierten in ähnlicher Weise.

Lichtentzug wirkt depressionsfördernd, weil er die Arbeit der Zirbeldrüse beeinflusst. In ihr wird das stimmungssenkende Hormon Melatonin gebildet. Normalerweise wird tagsüber die Ausschüttung von Melatonin reduziert, nachts ist sie erhöht. Unter Lichtmangel wird dieser Rhythmus gestört. Die Melatoninausschüttung bleibt auch tagsüber relativ hoch. Infolgedessen fühlen wir uns müde, ausgelaugt und sind schlechter Laune. Der nächtliche Melatoninspiegel ist gegenüber dem am Tag nicht mehr deutlich erhöht, und die fehlende Schwankung des Spiegels stört den gesunden Schlaf.

Mit Johanniskraut gegen das Stimmungstief

Der Johanniskrautwirkstoff Hyperizin ist in der Lage, den Einfluss des Lichts auf die Zirbeldrüse wie eine Lupe zu bündeln und zu verstärken. Dies bedeutet konkret: Hyperizin hilft uns, den gestörten Tag- und Nachtrhythmus der Melatoninausschüttung so zu beeinflussen, dass wir nachts wieder gut schlafen und tagsüber aktiv und ausgeglichen sein können. Johanniskraut ist jedoch kein Freibrief dafür, nicht mehr ins Freie zu gehen und sich nur noch im Dunkeln aufzuhalten. Im Gegenteil: Wenn die Lichtintensität nicht einen bestimmten Mindestgrad erreicht, bleibt Hyperizin wirkungslos. Wer also wirklich etwas

Johanniskraut verstärkt die positiven Wirkungen des Lichts nur, wenn man sich auch ausreichend im Freien aufhält. Bei Stubenhockern bleibt es wirkungslos.

gegen sein Stimmungstief oder seine Schlaflosigkeit unternehmen will, sollte täglich für mindestens eine Stunde ans Tageslicht gehen, und dies zusätzlich mit einer Johanniskrauttherapie unterstützen.

Wirkstoff Nummer zwei – Flavonoide

Flavonoide sind im Pflanzenreich sehr verbreitet und aufgrund ihrer Krebs hemmenden und verdauungsfördernden Eigenschaften einer der Hauptgründe dafür, dass eine vegetarische Ernährung einer Mischkost mit tierischen Produkten aus gesundheitlichen Aspekten überlegen ist. Das Johanniskraut besitzt eine Reihe von speziellen Flavonoiden, die sich zu einem Wirkungsprofil ergänzen, das in der Natur seinesgleichen sucht. In den Randschichten der Blätter findet man vor allem die beiden Flavonoide Querzitrin und Querzetin, in den Blüten Biapigenin und Amentoflavon.

Glücklich mit Serotonin

Die beiden Flavonoide Querzitrin und Querzetin gelten als wirkungsvolle Hemmer des Enzyms Monoaminooxydase (MAO-Substanzen), zu deren Aufgaben es gehört, im Gehirn die Aktivitäten von Serotonin zu blockieren. Das bedeutet mit anderen Worten: Die beiden Hauptflavonoide des Johanniskrauts sorgen dafür, dass Serotonin nicht gehemmt, sondern in ausreichendem Umfang im Gehirn zum Einsatz kommt – und das hat eine ganze Reihe von positiven Auswirkungen.

> Serotonin ist ein Botenstoff in unserem Gehirn, der den Schlaf fördert und für angenehme Gefühle sorgt. Die Johanniskrautflavonoide bewirken, dass die Aktivitäten des Serotonins nicht behindert werden.

Was sind Flavonoide?

Flavonoide sind eine Gruppe von meist gelblichen, stickstofffreien Pflanzenstoffen, die in sehr unterschiedlichen medizinischen Gebieten eingesetzt werden:

► Bei Lebererkrankungen
► Bei Venenleiden
► Bei Durchblutungsstörungen
► Zur Gewebeentwässerung
► Zur Krampflösung

Der Neurotransmitter Serotonin wird mitunter auch als Glückshormon bezeichnet, weil er für Wohlbefinden, Zufriedenheit und ein angenehmes Gefühl der Sättigung sorgt. Außerdem erleichtert er das Einschlafen und sorgt für die Freisetzung von schmerzlindernden Substanzen. Höhere Dosierungen an Serotonin gelten als wirkungsvolle Hilfe bei Angstgefühlen, depressiven Stimmungen, akuten Schmerzen (z. B. Migräne, Schlaflosigkeit, Heißhunger, nächtlichen Essattacken, Nikotin- und Alkoholsucht).

Querzitrin und Querzetin gegen Viren und Tumore

Weiterhin schützen Querzetin und Querzitrin vor Dickdarmkrebs, indem sie bestimmte MAO-Substanzen hemmen, die nicht nur das Serotonin blockieren, sondern auch die Entstehung von Krebsgeschwüren im Darm begünstigen. Auch hormonbedingte Tumoren wie etwa der Brustkrebs haben bei Anwesenheit der beiden Flavonoide weit weniger Chancen, sich zu entfalten. Damit kommt dem Johanniskraut also eine nicht unerhebliche Bedeutung im großen Bereich der Krebsvorbeugung zu!

Für Querzetin konnte außerdem in Experimenten der Nachweis erbracht werden, dass es in hohen Dosen das Wachstum von Viren hemmt. In niedrigeren Dosen wirkt es zumindest prophylaktisch. Wer regelmäßig zwei Tassen Johanniskrauttee pro Tag trinkt, hat beispielsweise ein deutlich geringeres Risiko, an Herpes zu erkranken. Johanniskrauttee mit Honig und dem Saft einer halben Zitrone hilft bei der Vorbeugung gegen Schnupfen.

Biapigenin und Amentoflavon beruhigen die Nerven

Biapigenin (chemisch korrekt: I3.II8-Biapeginin) wird von Rezeptoren angezogen, von denen beruhigende Signale an das Gehirn ausgesendet werden. Das bedeutet konkret: Werden unserem Körper ausreichende Mengen dieses Johanniskrautflavonoids zugeführt, so werden wir ruhiger, ausgeglichener und angstfreier. Typische Nervositätssymptome wie Zittern, starke Schweißbildung, Gesichtsblässe, Kiefer-

Die typischen Symptome der Nervosität, wie Zittrigkeit, übermäßiges Schwitzen, Magendrücken und Gesichtsblässe, können mit Hilfe von Johanniskraut wirksam bekämpft werden.

malmen, Mundtrockenheit und Magendrücken verschwinden. Amentoflavon lässt sich ebenso wie Biapigenin auf Rezeptoren nieder, die für die Beruhigung sorgen. Darüber hinaus wirkt es hemmend auf die Entwicklung und Ausbreitung von Entzündungen und Geschwüren im Magen-Darm-Bereich.

Viele Heilpflanzen enthalten ätherische Öle, die Krankheitserreger abtöten können. Dazu zählt auch Johanniskraut. Die keimtötende Wirkung bieten allerdings nur Johanniskrautöl und Frischpflanzen.

Weitere Wirkstoffe

Hyperforin hilft bei offenen Wunden

Ein wichtiger Inhaltsstoff des Johanniskrauts, der keimtötende Eigenschaften besitzt, ist Hyperforin. Diese Substanz ist jedoch sehr instabil und wird unter Hitzeeinwirkung und starker Lichtbestrahlung in großem Umfang zerstört. Man konnte Hyperforin daher bislang lediglich in Frischpflanzen und frisch hergestelltem Johanniskrautöl finden. Im getrockneten Kraut und im Tee ist der Stoff dagegen nicht mehr nachzuweisen. Hyperforin macht Johanniskrautöl zu einem wirksamen Mittel zur Behandlung von verschiedenen Erkrankungen und Verletzungen der Haut.

Hier hilft Johanniskrautöl der Haut

Bei offenen Wunden können Sie sich die keimtötenden Wirkungen des Johanniskrautöls zunutze machen.
Der Inhaltsstoff Hyperforin desinfiziert und beugt Entzündungen verletzter Hautstellen vor. Deshalb sollten Sie Johanniskrautöl nicht nur in Ihrem Medikamentenschrank verstecken. Johanniskrautöl eignet sich auch für unterwegs.

Johanniskrautöl gehört in die:
▶ Hausapotheke
▶ Sporttasche (Rucksack)
▶ Reiseapotheke

Johanniskrautöl hilft bei:
▶ Stich- und Risswunden
▶ Hautabschürfungen
▶ Offenen Blutblasen
▶ Verbrennungen
▶ Eitrigen Pickeln
▶ Kleinen Furunkeln

Gerbstoffe kräftigen das Herz

Johanniskraut wird zuweilen als »Gerbstoffdroge« bezeichnet, so hoch ist sein Gehalt an diesen bioaktiven Stoffen. Die Gerbstoffe des Krauts steigern die Durchblutung des Herzmuskels und verbessern seine Kraft. Regelmäßige Anwendungen von Johanniskrautpräparaten helfen daher bei Herzschwäche.

Eine besondere Gruppe der Gerbstoffe, die sogenannten Katechingerbstoffe, helfen bei Durchfall. Das Zusammenwirken der durchfallhemmenden Gerbstoffe mit den entzündungshemmenden Amentoflavonen macht das Johanniskraut zu einem vorzüglichen Heilmittel bei Magen-Darm-Infektionen wie etwa der Dyspepsie im Säuglingsalter (Säuglingsenteritis).

Keine Selbstmedikation ohne vorherigen Arztbesuch

Keinesfalls dürfen Sie jedoch ernste Herzprobleme auf eigene Faust mit Johanniskraut behandeln. Bevor Sie mit der Selbstmedikation beginnen, sollten Sie sich vom Arzt untersuchen lassen. Nur wenn organische Schäden ausgeschlossen sind, laufen Sie nicht Gefahr, eine Krankheit zu verschleppen und dadurch letztendlich zu verschlimmern. Erst wenn der Arzt Ihnen grünes Licht gegeben hat, können Sie beginnen, mit Johanniskraut Ihr Herz auf sanfte und natürliche Weise zu unterstützen. Möglich ist eventuell auch eine Behandlung mit Johanniskraut zusätzlich zu den Medikamenten, die der Arzt verschrieben hat. Sprechen Sie mit ihm darüber.

Ätherische Öle helfen bei Sportverletzungen

Äußerlich aufgetragen, wirken die ätherischen Öle des Johanniskrauts kühlend und schmerzlindernd. Johanniskraut eignet sich daher für die Behandlung von Sportverletzungen wie Blutergüsse, Quetschungen, Prellungen, Zerrungen und Verstauchungen. Innerlich entfalten die ätherischen Öle von Hyperikum ähnlich beruhigende Wirkungen wie die Öle des Hopfens.

Schon die antiken Militärärzte setzten Johanniskraut zur Behandlung von offenen Wunden ein. Die moderne Wirkstoffanalyse des Krauts gibt ihnen recht. Daher sollte Johanniskrautöl in keinem Erste-Hilfe-Schränkchen fehlen.

Die Farbe Rot – ein wichtiger Wirkstoff

Wenn man das Johanniskraut zwischen den Fingern zerreibt, zeigt sich schon bald ein blutroter Saft. Dieser hat wesentlich zur eingangs erwähnten Legendenbildung um Hyperikum beigetragen.

Die Behandlung von Gesundheitsproblemen mit Farben hat eine lange Tradition: Sie geht zurück auf die alten Priester der versunkenen Insel Atlantis. Auch andere Kulturkreise haben Farben bestimmte Wirkungen nachgesagt:

▶ Farben sollten angeblich zwischen den Menschen und göttlichen Mächten vermitteln.

▶ Farben sollten magischen Schutz vor bösen Geistern bieten.

Durch die intensive rote Farbe seiner Wirkstoffe besitzt das Johanniskraut anregende und aufheiternde Eigenschaften.

Farben spielten in Religion und Riten eine große Rolle. Auch vor der Politik machten sie nicht Halt: Im alten China stand die Farbe Gelb ausschließlich dem Kaiser zu, ein Purpurmantel (rot) war im alten Rom dem Kaiser vorbehalten. Im Altertum dienten farbige Substanzen als magische Heilkräfte. Farben wurden bestimmte Wirkungen zugesprochen, Kranke mit Substanzen der entsprechenden Farbe behandelt. Doch das war zu einer Zeit, als noch Mythen die Heilkunst regierten.

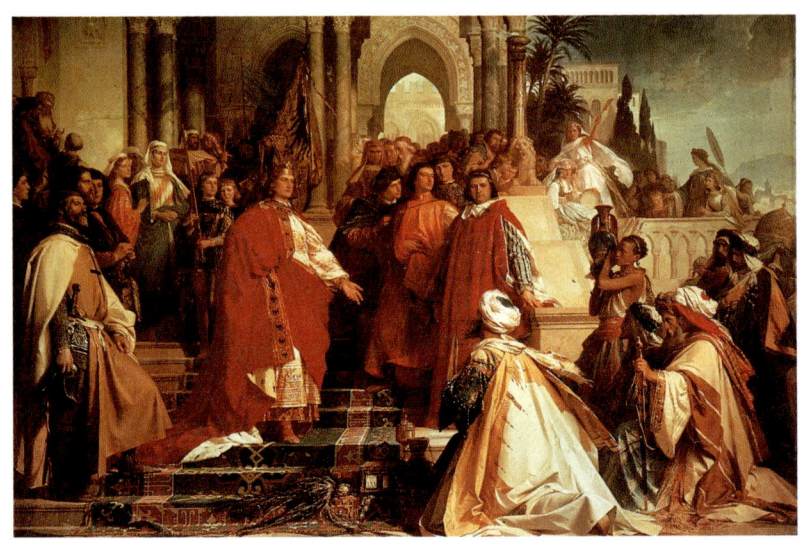

Purpur galt früher als die Farbe der Macht und der Herrschaft. Sie war daher dem Staatsoberhaupt vorbehalten. (»Hof Friedrichs II. zu Palermo« von Arthur von Romberg, 1860/66)

Mit Farben behandeln

Auch wenn die Erklärungen nicht mehr so mystisch erscheinen, viele Anhänger der Ganzheitsmedizin setzen auch heutzutage noch Farben zur Therapie ein. Für Rot, die Farbe des Johanniskrauts, gilt: Sie besitzt einige Wirkungen auf die menschliche Psyche, die nicht unterschätzt werden sollten. Sie sind natürlich umso größer, je intensiver die Farbe in den Vordergrund tritt. Bei Tee und Öl aus Johanniskraut muss daher eine größere Wirkung der Farbe vermutet werden, als bei einer unscheinbaren Johanniskrautpille.

Die psychischen Wirkungen

Wenn man Menschen nach ihren spontanen Eindrücken zur Farbe Rot befragt, hört man oftmals Begriffe wie Liebe, Aggression, Abendstimmung, Morgenrot, Blut, Feuer, Hitze, Herz, rotes Tuch. Rot fungiert als Warnfarbe im Straßenverkehr und steht für den Teufel – man denke nur an Kaiserslauterns Fußballspieler, die »Roten Teufel vom Betzenberg«. Kinder, die mit roten Bauklötzen spielen, entwickeln eine starke Aggressionsbereitschaft. Andererseits schenken sich Menschen rote Rosen, um sich ihre Liebe einzugestehen.

Rot scheint also auf den ersten Blick widersprüchliche Eigenschaften zu besitzen. Doch ein näherer Blick zeigt, dass sie vor allem zwei psychische Merkmale symbolisiert, nämlich:

▶ Aktivität
▶ Aufmerksamkeit

Sogar über die Augen wirkt Johanniskraut auf die Seele. Die psychische Wirkung der Farbe Rot steht im Spannungsfeld zu den pharmakologischen Wirkungen seiner Inhaltsstoffe.

Johanniskraut für »aktive« Entspannung

Damit steht die Farbe der Johanniskrautsubstanz in einem reizvollen Widerspruch zu deren beruhigenden pharmakologischen Eigenschaften. Nicht zuletzt daraus begründet sich die Wirkung des Krauts, uns als »einschläfernder Ruhigsteller« nicht nur einfach müde zu machen, sondern uns bei aller entspannenden Wirkung dennoch aktiv am Leben teilnehmen zu lassen.

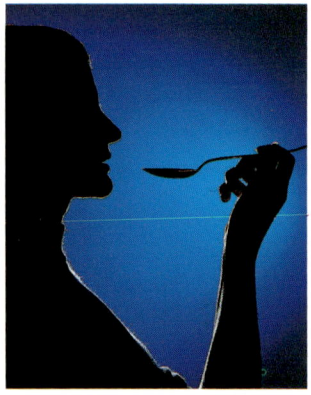

Nicht der einzelne Wirkstoff macht die Heilkraft einer Pflanze aus, sondern die Summe aller Inhaltsstoffe.

Naturheilkundlich orientierte Ärzte setzen das Johanniskraut gegen die unterschiedlichsten Krankheiten ein: vom Bettnässen, über Altersdepressionen bis zu Menstruationsbeschwerden.

Ein Heilkraut für viele Krankheiten

Am besten wirkt das ganze Kraut

Auch wenn mittlerweile die meisten Wirkstoffe des Johanniskrauts bekannt sind, so darf man dennoch nicht einfach die Wirkungen dieser Substanzen zusammenrechnen und sie zum gesamten Wirkstoffspektrum der Pflanze erklären. Eine Pflanze heilt nicht nur durch einzelne Wirkstoffe, sondern durch die Summe aller Inhaltsstoffe. Dies gilt auch für das Johanniskraut. Ob es sich um das Hyperizin, die Flavonoide oder die Gerbstoffe handelt – sie alle wirken im Verbund.

Ärztliche Erfahrungen

Wer also wirklich etwas über das gesamte Wirkspektrum einer Pflanze erfahren will, darf sich nicht mit der Analyse der einzelnen Wirkstoffe begnügen. Er muss auch beobachten, welche konkreten Heilerfolge in der ärztlichen Praxis und auch in der Volksmedizin mit dem Kraut erzielt worden sind. Diesbezüglich schneidet Hyperikum außerordentlich gut ab: Ärztliche Erfahrungsberichte zeigen, dass es ein sehr weites Wirkspektrum besitzt.

Experimentelle Erfahrungen

Experimentelle Laboruntersuchungen weisen in dieselbe Richtung wie die praktischen Erfahrungen. So konnte nachgewiesen werden, dass isoliertes Hyperizin nicht annähernd die Wirkung erzielt, die es in Verbindung mit den anderen Substanzen des Johanniskrauts erreicht. Ähnliches gilt auch für die Gerbstoffe, deren antibiotische Wirkung im isolierten Zustand deutlich geringer ist.

Es wäre ein Fehler, einzelne Wirkstoffe aus dem Kraut zu isolieren und zu Therapiezwecken einzusetzen. Tee-, Pulver- oder Ölzubereitungen aus dem ganzen Kraut werden immer wirkungsvoller sein. Die Arzneimittelindustrie hat die Nachteile der Wirkstoffisolation erkannt und bringt nur noch Extrakte des ganzen Krauts auf den Markt.

Nebenwirkungen

Aufgrund des breiten Wirkspektrums von Johanniskraut, das ja sowohl bei psychischen Erkrankungen als auch bei Sportunfällen eingesetzt wird, könnte man vermuten, dass es auch einige Risiken in sich birgt. Doch das ist nicht der Fall. Hyperikum ist ausgesprochen arm an Nebenwirkungen. Solange die therapeutische Dosis von zwei bis vier Gramm Droge pro Tag bzw. 0,2 bis 1,0 Milligramm Gesamthyperizin (neueste Studien lassen noch höhere Dosierungen zu) in anderen Darreichungsformen nicht überschritten wird, sind Nebenwirkungen so gut wie ausgeschlossen.

»Lichtvergiftungen« bei Einhalten der Dosis unmöglich

Bei Weidetieren, vor allem bei hellhäutigen Pferden und Rindern, konnten nach Verzehr von größeren Mengen an Johanniskraut sogenannte phototoxische Symptome beobachtet werden: Die Tiere fielen durch Verfärbungen und Verhornungen der Haut auf. Ein Phänomen, das nicht verwundern darf, da ja Hyperikum insgesamt die Empfindlichkeit gegenüber Licht ansteigen lässt.

Beim Menschen bestehen jedoch solche Risiken nicht – solange er die richtige Dosis einhält. In einer kontrollierten Studie bekamen 40 Versuchspersonen acht Tage lang Johanniskrautextrakt. Sie erhielten täglich insgesamt 0,9 Milligramm Gesamthyperizin, das auf drei Einzeldosen verteilt wurde. Zusätzlich wurden diese Versuchspersonen dem Licht einer Xenonlampe ausgesetzt, wodurch eine mehrstündige Bestrahlung durch die Sommersonne nachgeahmt wurde. Das Ergebnis: Keine der Personen zeigte phototoxische Veränderungen an der Haut.

Das Risiko von Nebenwirkungen ist bei Johanniskraut ausgesprochen niedrig. Erst beim deutlichen Überschreiten der sogenannten therapeutischen Dosis kann es zu Hautveränderungen kommen. Die neuesten wissenschaftlichen Studien zeigen, dass der Mensch auch Dosierungen, die weit über einem Milligramm Gesamthyperizin pro Tag liegen, ohne Nebenwirkungen verträgt.

Wissenschaftler gehen mittlerweile sogar davon aus, dass erst das 30fache der therapeutischen Dosis von Johanniskraut zu Hautschädigungen beim Menschen führt.

Krankheiten, die mit Johanniskraut geheilt werden können

Die Analyse der Wirkstoffe und die Erfahrungen, die in den ärztlichen Praxen und in der Volksmedizin mit Johanniskraut gemacht wurden, zeigen, dass die Pflanze in ihren Einsatzmöglichkeiten vor allem fünf Schwerpunkte setzt:

▶ Herzmuskelschwäche: Hier wirken vor allem die Gerbstoffe des Johanniskrauts.

▶ Psychische bzw. psychosomatische Erkrankungen: Johanniskraut beruhigt und entspannt.

▶ Infektionen: Hervorzuheben sind vor allem die antiseptischen Eigenschaften des Krauts, die bei Behandlungen offener Wunden zum Tragen kommen. Johanniskraut unterstützt jedoch auch Therapien innerer Infektionen, wie etwa Bronchitis oder Gallenblasenentzündung.

▶ Sportverletzungen: Johanniskrautöl und Johanniskrautumschläge sind Mittel der ersten Wahl bei Behandlung von Sportverletzungen.

▶ Krebsvorsorge: Der hohe Anteil an Flavonoiden im Johanniskraut macht es zu einem wirksamen Oxidationshemmer. Dadurch wirkt es prophylaktisch gegen bestimmte Krebserkrankungen.

Johanniskraut zur Krebsvorbeugung

Wie viele andere Pflanzen besitzt Johanniskraut eine große Menge an Flavonoiden, die nicht nur aggressive Moleküle – die sogenannten freien Radikale – von den Körperzellen fernhalten, sondern auch Krebs fördernde Enzyme ausschalten. Flavonoide hemmen vor allem die Entwicklung von Tumoren des Verdauungstraktes und von hormonbedingten Tumoren wie z. B. Brustkrebs. Bereits bestehende Krebserkrankungen können sie in der Regel nicht mehr zum Abklingen

Aufgrund seiner breiten Wirkpalette und seinem geringen Nebenwirkungsrisiko eignet sich das Johanniskraut vorzüglich als Hausmittel für die Selbstmedikation. Bei schweren Erkrankungen, wie etwa manisch-depressiven Verstimmungen, Wurmbefall, Bronchitis oder Gürtelrose, sollte jedoch in jedem Fall ein Arzt aufgesucht werden.

bringen. Die Krebs vorbeugende Wirkung gehört aber sicherlich nicht zu den spezifischen Wirkungen des Johanniskrauts. Gemüsesorten wie etwa Brokkoli, Sauerkraut, Möhren oder Spinat sowie Obstsorten wie Kiwis, Aprikosen oder Zitronen sind in dieser Hinsicht sicherlich von größerer Bedeutung. Dennoch kann der tägliche Genuss von einer Tasse Johanniskrauttee den vorbeugenden Kampf gegen den Krebs sinnvoll unterstützen. Die Anschaffung von kostspieligen Johanniskrautpräparaten zur Krebsprophylaxe ist jedoch überflüssig.

Die Flavonoide des Johanniskrauts hemmen die Arbeit von einigen Enzymen, die zu den Hauptauslösern bestimmter Krebserkrankungen gehören. Daher kann Johanniskraut durchaus zur Vorbeugung von Krebs eingesetzt werden – bekämpfen kann es den Krebs allerdings nicht.

Hier hilft Johanniskraut

Entzündungen und Infektionen
▶ Bronchitis
▶ Durchfall
▶ Dyspepsie (Säuglingsenteritis)
▶ Endometritis (Gebärmutterschleimhautentzündung)
▶ Gallenleiden
▶ Gastritis
▶ Gicht
▶ Gürtelrose
▶ Herpesinfektion
▶ Husten
▶ Kleinere Furunkel
▶ Reizblase
▶ Rheumatische Erkrankungen
▶ Wurmbefall

Psychische und psychosomatische Erkrankungen
▶ Angst
▶ Bettnässen
▶ Leichte und mittelschwere Depressionen
▶ Erschöpfung
▶ Konzentrationsstörungen

▶ Kopfschmerzen
▶ Nervosität
▶ Neuralgien
▶ Schlafstörungen
▶ Wechseljahrebeschwerden
▶ Wetterfühligkeit

Sportverletzungen
▶ Blutergüsse
▶ Muskelzerrungen
▶ Prellungen, Quetschungen
▶ Reizergüsse
▶ Verrenkungen
▶ Verstauchungen

Offene Wunden
▶ Eitrige Hautpickel
▶ Kleinere Stichwunden
▶ Offene Hautblasen
▶ Schürfwunden
▶ Verbrennungen

Sonstige Erkrankungen
▶ Herzmuskelschwäche
▶ Menstruationsbeschwerden

Darreichungsformen

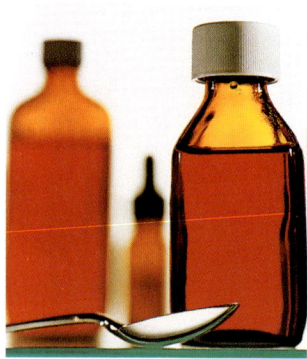

Johanniskraut ist in verschiedenen Formen erhältlich: Dass es auch einen Saft gibt, ist vielen nicht bekannt.

Johanniskrauttee

Chemische Veränderungen sind erwünscht

Durch das Überbrühen oder Erhitzen des Heilkrauts werden chemische Prozesse ausgelöst. Bestimmte Wirkungen werden dadurch betont. Johanniskrauttee entfaltet seine Wirkung vor allem bei Komplikationen im psychischen Bereich, wie etwa bei Winterdepressionen, Altersdepressionen, Angstzuständen, Bettnässen, Nervosität und auch Schlafstörungen.

Weiterhin gilt: Je länger der Tee zieht, umso stärker ist die Wirkung seiner Gerbstoffe, umso stärker wird also seine herzkräftigende Wirkung sein. Länger als zwölf Minuten sollten Sie den Tee allerdings nicht ziehen lassen.

Die Art der Zubereitung bestimmt die Wirkung eines Arzneitees mit. Ob Sie Johanniskraut mit heißem Wasser überbrühen oder kalt ansetzen, ist mehr als nur eine Geschmacksfrage. Entscheidend ist, welche Wirkung Sie erzielen wollen.

Kalt- und Heißaufguss möglich

Normalerweise wird das Heilkraut mit siedendem Wasser übergossen, anschließend lässt man es fünf bis zehn Minuten lang ziehen. Decken Sie das Gefäß zu, damit die wertvollen ätherischen Öle nicht verfliegen. Der bekannte Apotheker Mannfried Pahlow empfiehlt allerdings, Johanniskraut in kaltem Wasser anzusetzen. Das Wasser wird zusammen mit der Droge bis zum Sieden erhitzt und schließlich abgeseiht.

Beide Verfahren haben ihre Berechtigung, unterscheiden sich jedoch im Resultat: In der Regel schmeckt der Aufguss mit heißem Wasser besser. Allerdings erzielt der pahlowsche Aufguss mit kaltem Wasser bei einigen Menschen eine raschere Wirkung. Außerdem wird er besser vertragen, weil nur ein geringerer Teil der Johanniskrautgerbstoffe in den Tee gelangt – aus demselben Grund entfaltet er allerdings auch weniger Wirkungen auf den Herzmuskel.

Der Kaltaufguss

▶ Zubereitung: 2 TL der getrockneten Droge mit 1 großen Tasse kaltem Wasser übergießen und in einem Topf zum Sieden erhitzen. Nach 5 Minuten wird der Aufguss abgeseiht. Trinken Sie mindestens 4 Wochen lang 2-mal täglich 1 Tasse von diesem Tee.

Der Heißaufguss

▶ Zubereitung: 2 TL der getrockneten Droge mit 1 großen Tasse siedendem Wasser übergießen. 10 Minuten lang zugedeckt ziehen lassen und anschließend abseihen. Trinken Sie mindestens 4 Wochen lang 2- bis 3-mal täglich 1 Tasse.

Johanniskrautöl

Zur äußerlichen Anwendung

Öle aus Johanniskraut zählen zu den ältesten Darreichungsformen der Droge. Sie kommen vor allem äußerlich bei rheumatischen Erkrankungen und Gicht sowie bei offenen und stumpfen Verletzungen zum Einsatz. Natürlich können Sie Johanniskrautöl fertig kaufen. Sie können es jedoch auch selbst herstellen. Dazu brauchen Sie viel Johanniskraut und eine Flüssigkeit, die das Öl aus der Droge herauslöst.

Weißweinöl

▶ Zubereitung: 500 g frisch geerntete, eingeschnittene Blütenspitzen 3 Tage in einer Mischung aus 100 ml Olivenöl und 1/2 l Weißwein ziehen lassen. Anschließend wird die Mischung im Dampfbad erhitzt, bis sich der Wein verflüchtigt hat. Gießen Sie das Öl durch ein Leinentuch, und verteilen Sie es auf kleine Fläschchen, um die Wirkkraft länger zu erhalten. Träufeln Sie bei Hautverbrennungen etwas von dem Öl auf eine Kompresse, mit der Sie nun die verletzte Haut bedecken.

Der Teeaufguss aus Johanniskraut hilft vor allem bei psychischen Beschwerden. Wenn Sie den Tee aus einem Glas trinken, nutzen Sie gleichzeitig die Wirkungen seiner roten Farbe auf die Psyche.

Johanniskrautöl nach Pahlow

▶ 125 g zerstoßene Johanniskrautblüten werden mit 500 ml Olivenöl gemischt.

▶ In einer offenen Flasche bis zu 5 Tage lang gären lassen.

▶ Die Flasche darf nicht aus gefärbtem Glas bestehen.

▶ Die Mischung muss zwischendurch immer wieder umgerührt werden.

▶ Nach einigen Tagen wird die Flasche verschlossen.

▶ Die Flasche wird jetzt dem direkten Sonnenlicht ausgesetzt, bis sich die Flüssigkeit nach etwa 6 Wochen leuchtend rot färbt.

▶ Nun wird das Öl durch ein Leinentuch abgegossen und in kleinen Fläschchen aufbewahrt.

Standardjohanniskrautöl

▶ Zubereitung: 125 g frisch geerntete und zerstoßene Blüten werden mit 500 ml Olivenöl vermischt und in eine Flasche (kein gefärbtes Glas!) gefüllt. Diese Mischung lassen Sie 6 Wochen gut verschlossen auf der Fensterbank stehen. Schütteln Sie das Gemisch möglichst täglich gut durch. Wenn die Flüssigkeit eine leuchtend rote Farbe angenommen hat, wird sie durch ein Leinentuch gegossen. Der Satz muss gut ausgepresst werden. Verteilen Sie das Öl zur Aufbewahrung auf kleine Fläschchen. Es eignet sich zur Behandlung von rheumatischen Erkrankungen sowie bei offenen und stumpfen Sportverletzungen.

Das Johanniskrautöl wird im Licht angesetzt, um seine Wirkstoffe freiwerden zu lassen. Es wird aber im Dunkeln aufbewahrt.

Johanniskrauttinktur

Mit Alkohol

Eine Tinktur aus Johanniskraut wird in der Regel mit 70-prozentigem Alkohol hergestellt. Dadurch verbessert sich bei innerlicher Anwendung die Wirksamkeit des Johanniskrauts in Bezug auf Erkrankungen des Verdauungsapparates und der Bronchien. Sehr bewährt haben sich Johanniskrauttinkturen gegen Spul- und Fadenwürmer im Darm. Am besten kombinieren Sie die Anwendung mit einer auf Möhren auf-gebauten Fastenkur. Die Möhren enthalten viele Karotinoide und sind gut für die Darmschleimhaut.

Äußerlich angewendet, eignet sich Johanniskrauttinktur zur Behandlung von eitrigen Pickeln und Furunkeln. Am besten nehmen Sie hierzu einen Wattebausch, den Sie mit einigen Tropfen der Tinktur benetzen und auf die betreffenden Stellen tupfen. Johanniskrauttinktur kann auch als Hautreinigungsmittel zum Einsatz kommen – vor allem, wenn die Haut leicht fettet, oder wenn Sie sich längere Zeit in einem verqualmten Raum aufgehalten haben. Ungeeignet ist sie hingegen zur Anwendung bei offenen Wunden, da hier der Alkohol die Schmerzen unnötig verstärken und den Heilungsverlauf behindern würde.

Für alkoholgefährdete Menschen und Kinder kommt die Tinktur zur innerlichen Anwendung natürlich nicht infrage.

Tinktur selbst ansetzen

▶ Zubereitung: 20 g frische oder getrocknete Blüten werden in einem Mörser zerkleinert. Lassen Sie die Droge 10 Tage lang in 100 ml 70-prozentigem Alkohol ziehen. Von dieser Tinktur nehmen Sie täglich 2- bis 3-mal zu den Mahlzeiten 8 bis 10 Tropfen. Die Anwendung sollte mindestens 2, aber nicht länger als 4 Wochen dauern.

Da Alkohol leicht verdampft, müssen Sie die fertige Johanniskrauttinktur in einem dunklen Gefäß, am besten in einer getönten Tropfflasche, aufbewahren.

Johanniskrautpulver

Am häufigsten wird Johanniskraut in Form von Tee oder Öl angewendet. Das Pulver wird nur relativ selten verschrieben. Der Grund liegt darin, dass sein Geschmack gewöhnungsbedürftig ist; es bleibt leicht im Hals stecken und muss daher stets zusammen mit viel Flüssigkeit eingenommen werden. Inzwischen gibt es aber auch geschmacksneutrale Kapseln, die das Pulver enthalten (z.B. von Kneipp). Ein Vorteil

Johanniskrauttinktur hilft innerlich bei Spul- und Fadenwürmern des Darms; äußerlich kann sie als mildes Kosmetikum zur Hautreinigung eingesetzt werden.

des Pulvers liegt darin, dass es sehr konzentriert und damit schnell wirksam ist, außerdem ist es relativ reich an Krebs hemmenden und stimmungsaufhellenden Flavonoiden. Im Pulver finden sich zudem wesentlich mehr verdauungsfördernde Ballaststoffe als in den übrigen Zubereitungsformen. Andere Wirkstoffe hingegen, wie etwa Hyperizin und Gerbstoffe, können im Verdauungsapparat nur in sehr beschränktem Umfang aus dem Trockenpulver herausgelöst werden.

Wirksame »Schlechte-Laune-Bremse«

Der hohe Gehalt an stimmungsaufhellendem Querzetin macht das Johanniskrautpulver zu einer wirksamen Soforthilfe bei starken Stimmungstiefs. Für die regelmäßige Anwendung sollte man jedoch auf Kapseln, die das Pulver enthalten, zurückgreifen, und nicht auf das reine Pulver.

Herstellung des Pulvers

▶ Zubereitung: Die getrockneten Blüten werden im Mörser fein zerkleinert und danach in einem Tongefäß trocken aufbewahrt. Bei einem akuten Stimmungstief kann ein Teelöffel davon rasche Hilfe bringen. Achten Sie jedoch darauf, immer viel Flüssigkeit zu trinken, wenn Sie das Pulver einnehmen!
Sie können das Pulver auch für die Zubereitung von Johanniskrauttee verwenden. Es verliert allerdings beim Lagern schneller an Geschmacks- und Inhaltsstoffen als unversehrte Trockenblüten.

Fertigpräparate

Die pharmazeutische Industrie hat das weite Einsatzspektrum von Johanniskraut bei psychischen Störungen entdeckt und kümmert sich mittlerweile in großem Umfang um die Herstellung von entsprechenden Präparaten. Vorbei sind die Zeiten, als die Heilpflanze in einigen wenigen Kleinbetrieben verarbeitet und lediglich von einer Handvoll

Das Johanniskrautpulver kommt in der Therapie relativ selten zum Einsatz. Es eignet sich vor allem zur ersten Hilfe bei akuten Stimmungstiefs.

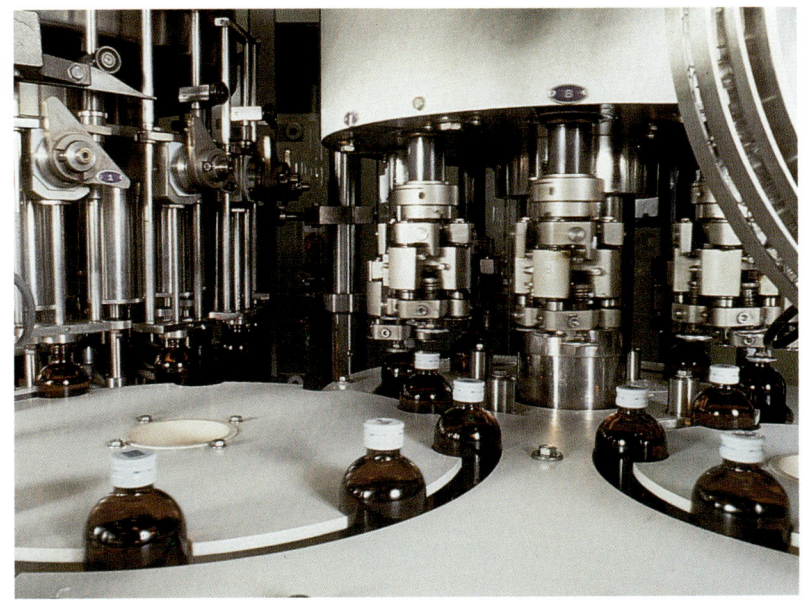

Immer mehr pharmazeutische Unternehmen reagieren auf das Umdenken vieler Ärzte und Patienten – es werden mehr »natürliche« Alternativen zu synthetischen Arzneimitteln gewünscht. Hier eine Sirup- bzw. Saftabfüllung eines Pharmabetriebes.

alternativ denkender Patienten oder Ärzte genutzt wurde. Selbst ein Pharmariese wie die Bayer AG ist sich jetzt nicht mehr zu schade, mit »Remotiv« den Johanniskrautmarkt zu betreten. Traditionsgemäß wird dieser Auftritt mit viel Werbeaufwand betrieben, wodurch mitunter der falsche Eindruck entsteht, dass man erst in Leverkusen das Johanniskraut für die Therapie von depressiven Verstimmungen entdeckt hätte. Das ist natürlich nicht der Fall.

Ganz im Trend

Dennoch hat es auch Vorteile, dass Johanniskraut nun auch von etablierten Pharmafirmen vertrieben wird. Erstens wird dadurch die Heilpflanze einem breiteren Patientenkreis bekannt, zweitens bekommen die bei Depressionen üblichen Psychopharmaka ernst zu nehmende Konkurrenz, und drittens besitzen die Pharmariesen die notwendigen Gelder, um die Erforschung des Johanniskrauts noch weiter voranzutreiben und dadurch möglicherweise noch weitere Heilwirkungen des Krauts zu entdecken.

Das Alternativimage von Johanniskraut ist abgelegt, Pharmafirmen wittern das große Geschäft – inzwischen können Verbraucher unter einer Vielzahl von Präparaten mit Johanniskrautextrakt wählen.

Große Unterschiede

Die einzelnen Präparate unterscheiden sich erheblich in der Menge des enthaltenen Johanniskrautextrakts. Man kann ihnen daher unmöglich die gleiche Wirkung unterstellen. Außerdem konnten die Hersteller bei den Dosierungsempfehlungen keinerlei Einigung erzielen. Die Angaben sind also nach wie vor verwirrend. So lautet z. B. die Empfehlung im Beipackzettel von »Hyperforat« 0,30 Milligramm Gesamthyperizin pro Tag, während der Produzent von »Jarsin« von einer täglichen Menge von 1,08 Milligramm ausgeht. Die meisten Ärzte sind leider ebenfalls überfordert, wenn es um die genauen Dosierungen geht. Der Patient ist also mehr oder weniger auf sich allein gestellt.

Glücklicherweise besteht beim Johanniskraut so gut wie kein Risiko von Nebenwirkungen, so dass auch höhere Dosierungen in der Regel keinen Schaden anrichten. Dennoch sollte die Tagesration an Gesamthyperizin möglichst auf Dauer nicht erheblich über einem Milligramm liegen. Um die Dosierung einzuhalten, schauen Sie auf den Beipackzettel. Dort finden Sie die Menge des Gesamthyperizins (allein sie ist relevant, und nicht die Menge des Trockenextrakts!) in einer Tablette, einem Dragee oder einer Kapsel. Beträgt sie – wie beispielsweise bei »Esbericum« – 0,25 Milligramm, bedeutet das, dass Sie vier bis fünf Einheiten pro Tag einnehmen dürfen.

Grundsätzlich ist eine Dosierung bei Tabletten, Dragees oder Kapseln leichter zu kontrollieren als bei Tinkturen. Je kleiner dabei die Wirkstoffmenge in den einzelnen Tabletten oder Kapseln, umso mehr Möglichkeiten bleiben dem Patienten, die Dosierung seinen individuellen Bedürfnissen anzupassen.

Trockenextrakt

Bei den meisten Präparaten handelt es sich um Trockenextrakte. Hierbei werden die Wirkstoffe des Hyperikums »ausgelaugt«, d. h., sie werden mit Hilfe bestimmter Flüssigkeiten (beispielsweise mit Wasser, Spiritus oder Wein) aus der Pflanze herausgezogen. Leider werden viele dieser Extrakte noch mit zahlreichen überflüssigen Sekundärsubstan-

> Passen Sie bei den Preisen auf! Wegen der unterschiedlichen Wirkstoffmengen brauchen Sie je nach Präparat eine unterschiedliche Anzahl von Tabletten, Dragees oder Kapseln. Vergleichen können Sie nur, wenn Sie sich den Preis für eine Tagesration ausrechnen.

zen wie etwa Farbstoffen oder Geschmacksverstärkern versehen. Und wer kann schon genau sagen, ob und wie diese Substanzen die Wirkung der Inhaltsstoffe des Johanniskrauts beeinflussen! Hier lohnt sich also ein Blick auf den Beipackzettel:

▶ Je weniger Zusatzstoffe neben dem Hyperikumextrakt enthalten sind, desto besser!

Bewährte Johanniskrautpräparate

Deutschland

▶ Aristoforat
▶ Cesradyston 200
▶ Esbericum
▶ Esbericum forte
▶ Florabio naturreiner Heilpflanzensaft Johanniskraut (Presssaft)
▶ Hewepsychon uno
▶ Helarium Hypericum
▶ Herbaneurin forte
▶ Hewepsychon duo (Kombination mit Kava-Kava)
▶ Hyperforat
▶ Hyperikum AAR
▶ Hyperikum Syxyl (Lösung)
▶ Jarsin 300
▶ Jocapsan
▶ Jo-Sabona-Kapseln
▶ Jukunda Rotöl (Öl)
▶ Jukunda Rotöl-Kapseln (Ölkpaseln)
▶ Kneipp Johanniskraut-Öl N
▶ Kneipp Johanniskraut Pflanzensaft N
▶ Kneipp Johanniskraut-Tee N
▶ Kneipp Pflanzen-Dragées Johanniskraut 300
▶ Neuroplant forte
▶ Neurotisan 300
▶ Psychotonin forte
▶ Psychotonin M (Tinktur)
▶ Remotiv
▶ Rephahyval
▶ Sedariston Kapseln (Kombination mit Baldrian)
▶ Sidroga Johanniskraut (Teebeutel)
▶ Turineurin
▶ Viviplus

Österreich
▶ Kneipp Johanniskraut-Öl N
▶ Kneipp Johanniskraut Pflanzensaft N
▶ Kneipp Johanniskraut-Tee N
▶ Kneipp Pflanzen-Dragées Johanniskraut 300
▶ Psychotonin

Schweiz
▶ A. Vogel Johannisöl
▶ Kneipp Johanniskraut-Öl N
▶ Kneipp Johanniskraut Pflanzensaft N
▶ Kneipp Johanniskraut-Tee N
▶ Kneipp Pflanzen-Dragées Johanniskraut 300
▶ Phytoberidin (Kombination mit anderen Heilpflanzen)
▶ Phytogran (Kombination mit Hopfen)
▶ Remotiv Johanniskraut-Dragées
▶ Valverde Hyperval
▶ Yakona (Kombination mit Kava-Kava)

Fertigpräparate sind standardisiert. D. h., jede Einheit enthält immer die gleiche Wirkstoffmenge. Sie ist auf der Packung angegeben. Kontrollieren Sie, welches Präparat rein und welches mit unnötigen Zusatzstoffen »veredelt« wurde.

Kombinationen mit anderen Heilpflanzen

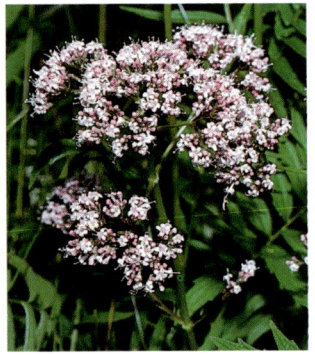

Valeriana officinalis – der Baldrian. Er ist ein idealer Partner des Johanniskrauts.

Baldrian beeinflusst die Gehirntätigkeit, was im EEG nachgewiesen werden kann. Beim EEG werden die Strompotenziale im Gehirn gemessen. Sie geben Auskunft über die im Gehirn ablaufende Aktivität.

Wenn eine Heilpflanze über derart mannigfaltige Wirkungen wie das Johanniskraut verfügt, kann es sich als sinnvoll erweisen, sie mit anderen Heilpflanzen zu kombinieren. Hier geht es dann in erster Linie darum, die Kräfte der einzelnen Bestandteile zu verbinden, um entweder ein noch breiteres Wirkspektrum zu erzielen, oder um gegen eine bestimmte Krankheit aus verschiedenen Richtungen gleichzeitig vorzugehen.

Zu den Lieblingskombinationen von Pharmazeuten und Ärzten zählt ohne Zweifel die Mischung von Baldrian mit Johanniskraut. Immer häufiger wandert sie in Form von Trockenextraktpräparaten über die Ladentische der Apotheker. In der Naturheilkunde und Volksmedizin wird das Johanniskraut mit den unterschiedlichsten Kräutern zusammengebracht – und das nicht selten mit großem Erfolg.

Baldrian und Johanniskraut zur Beruhigung

Ähnlich wie das Johanniskraut spielte auch Baldrian eine große Rolle im Aberglauben der Völker. So galt es lange Zeit als wirksames Mittel gegen Hexen, Pest und gegen den Teufel. Ein altes Rezeptbuch aus dem 16. Jahrhundert empfiehlt, eine Baldrianwurzel im Mund zu tragen, um durch den intensiven Geruch böse Geister und den Teufel zu verscheuchen. Heute wird die schon den Griechen bekannte Heilpflanze nicht mehr zur Vertreibung von Hexen angewandt, dafür aber gilt sie als eines der bedeutendsten Beruhigungsmittel.

Zu den charakteristischen Wirkstoffen von Baldrian zählen Valeranon, Valerensäure und Valirat. Es gilt mittlerweile als gesichert, dass im Gehirn unter Baldrianeinfluss der Zuckerverbrauch (d. h. Glukoseverbrauch) sinkt – und das ist ein sicheres Zeichen dafür, dass im Hirnstoffwechsel »auf Sparflamme« geschaltet wurde. Im EEG (Elektro-enzephalogramm) zeigt sich eine deutliche Verlagerung der Gehirnströme zugunsten der langsameren Delta- und Theta-Wellen; die für angestrengtes Denken, Stress und Angespanntheit typischen Beta-Wellen werden dabei zurückgedrängt. Baldrian wurde in der Volksmedizin schon immer zur Herbeiführung eines festen Schlafes eingesetzt, ein Effekt, der mittlerweile durch wissenschaftliche Untersuchungen bestätigt wird. Wissenschaftler fanden außerdem heraus, dass die Inhaltsstoffe des Baldrians den Abbau von GABA (Gamma-Aminobuttersäure) hemmen. GABA ist ein Neurotransmitter, der sich an einem Drittel aller Nervenübergänge befindet, und dessen Mangel Angstzustände auslösen kann.

Die ideale Ergänzung

Sowohl Johanniskraut als auch Baldrian greifen also in den Haushalt der Neurotransmitter (Botenstoffe) im Gehirn ein, sind jedoch für jeweils unterschiedliche Neurotransmitter zuständig. Dadurch kommt ihnen eine wichtige Rolle bei der Übertragung von Signalen von einer Hirnzelle zur anderen zu. Entsprechend groß ist die Chance, dass eine Kombination beider Heilpflanzen ein angespanntes Nervenkostüm mit ängstlichen Empfindungen wieder ins Lot bringen kann.

Seit etwa einem Jahrzehnt liegen groß angelegte Studien zur Wirksamkeit von Baldrian-Johanniskraut-Kombinationen vor. Die Studien zeigen, dass diese Heilkräutermischung als wichtige Alternative zu den üblichen Beruhigungsmitteln fungiert, weil sie nicht nur überstrapa-

Baldrian und Johanniskraut wirken flächendeckend auf den Neurotransmitterhaushalt unseres Gehirns. Die Teemischung aus beiden Heilkräutern schmeckt sehr streng, der Geschmack lässt sich allerdings mit Orangenblüten oder Naturhonig deutlich verbessern.

Baldrian-Johanniskraut-Tee

▶ Mischen Sie 20 g Johanniskraut, 20 g Baldrianwurzeln und 10 g Orangenblüten.

▶ 2 TL dieser Mischung werden mit 1 Tasse siedendem Wasser übergossen.

▶ Der Tee muss 10 Minuten zugedeckt ziehen und wird danach abgeseiht.

▶ Trinken Sie von diesem Tee täglich 2 Tassen, die letzte kurz vor dem Schlafengehen.

Wundsalbe aus Johanniskraut und Efeu

▶ Kochen Sie eine Mischung aus 30 g Johanniskraut und 20 g frischen Efeublättern 5 Minuten in 100 ml süßem Mandelöl.

▶ Das Ganze etwa 1/2 Stunde ziehen lassen.

▶ Fügen Sie 100 g Lebertran und 20 g geschmolzenes Bienenwachs hinzu, und verrühren Sie alles gut.

▶ So erhalten Sie eine Wundsalbe, die Sie bis zur Abheilung täglich auftragen können.

Efeu und Johanniskraut eignen sich als Kombination zur Pflege von offenen Wunden. Sie lindern den Schmerz und verhindern die Bildung hässlicher Narben.

zierte Nerven beruhigt, sondern gleichzeitig die Stimmung aufhellt. Sie sorgt also für einen festen Schlaf, ein stressfestes Nervensystem sowie ein stabiles und ausgeglichenes Seelenleben.

Efeu und Johanniskraut gegen hässliche Narben

Zu den wichtigsten Wirkstoffen des Efeus zählen Saponine, Alkaloide und Jod. In der Volksmedizin wird Efeu vor allem zur Behandlung von Nieren- und Gallenbeschwerden sowie Husten eingesetzt. Wissenschaftlich gesichert ist vor allem sein krampf- und schleimlösender Effekt, darüber hinaus beschleunigt er die Wundheilung. In dieser Eigenschaft bildet er eine ideale Ergänzung zu der blutstillenden und desinfizierenden Wirkung des Johanniskrauts.

Fenchel und Johanniskraut für Magen und Darm

Fenchel gilt seit alters als Heilmittel bei Blähungen und Darmkrämpfen. Durch Johanniskraut wird diese Wirkung noch verstärkt.

Fenchelsamen überzeugen vor allem durch ihren hohen Gehalt an ätherischen Ölen, die in unserem Körper krampflösend und entblähend wirken. Zusammen mit den Inhaltsstoffen von Johanniskraut wird diese Wirkung noch weiter verstärkt.

▶ Zubereitung des Tees: Mischen Sie Efeu und Johanniskraut zu gleichen Teilen. Dann übergießen Sie 1 EL der Mischung mit kochendem Wasser. Den Ansatz 10 Minuten ziehen lassen und anschließend abseihen. Im Rahmen einer 4-Wochen-Kur trinken Sie 3-mal täglich – jeweils zu den großen Mahlzeiten – 1 Tasse dieses Tees.

Frauenmantel und Johanniskraut für Frauen

Frauenmantel wird in der Volksmedizin gegen Unterleibsentzündungen, Menstruationsstörungen, Ausfluss und Brustdrüsenentzündungen empfohlen. In der modernen Pflanzenheilkunde kommt er nur noch selten als Einzelwirkstoff zum Einsatz, ist dafür aber Bestandteil von Teemischungen. Bei zu schwachen Periodenblutungen bewährt hat sich eine Mischung aus:
▶ Beifuß
▶ Frauenmantel
▶ Johanniskraut
▶ Zubereitung des Tees: Mischen Sie die Heilpflanzen zu gleichen Teilen, und brühen Sie 2 TL dieser Mischung mit 1 Tasse heißem Wasser auf. 5 Minuten ziehen lassen und anschließend abseihen. Die empfohlene Tagesration liegt bei 3 Tassen täglich; beginnen Sie etwa 1 Woche vor dem erwarteten Eintritt der Menstruation mit der Frauenmantel-Johanniskraut-Kur.

Hopfen und Johanniskraut gegen Einschlafstörungen

Hopfenzapfen enthalten als Hauptwirkstoffe ätherisches Öl, Flavonoide und Harzsubstanzen. Die Harze beinhalten Bitterstoffe, die den Appetit anregen und nervöse Magenwände besänftigen. In der Volksmedizin schon länger bekannt ist die positive Wirkung des Hopfens gegen Einschlafstörungen, leichte Depressionen und nervöse Beschwerden. Verantwortlich für diese Wirkung sind die beiden Bitterstoffe Humulon und Lupulon. Sie ergänzen sich in beinahe idealer Weise mit dem Hyperizin, dem Entspannungsstoff des Johanniskrauts. Zu den Einschlafmitteln der ersten Wahl gehören Schlafkissen aus:
▶ Johanniskraut
▶ Hopfenzapfen
▶ Lavendelblüten
▶ Herstellung eines Schlafkissens: Nähen Sie sich zunächst ein Säckchen aus feinem Leinen mit einer Kantenlänge von etwa 15 mal 15 cm. Eine Seite versehen Sie mit einem Reißverschluss. Jetzt mischen

Ein Kissen aus Hopfen, Johanniskraut und Lavendel wirkt vor allem über seine aromatischen Düfte beruhigend auf das Nervensystem und fördert somit einen gesunden und erholsamen Schlaf.

Sie 30 g Hopfenzapfen, 20 g Johanniskraut und 20 g Lavendelblüten und stopfen diese Mischung in das Leinensäckchen, bis es richtig prall gefüllt ist. Legen Sie es direkt unter Ihr Kopfkissen. Nach einem Monat sollten Sie das Säckchen mit neuen Kräutern füllen.

Melisse, Rosmarin und Johanniskraut bei Überarbeitung

Römische Ärzte empfahlen die Melisse bereits als Heilmittel gegen hypochondrische und hysterische Beschwerden. Sie unterstellten ihr damit allerdings einen Effekt, der aus heutiger Sicht keinesfalls bestätigt werden kann.

Da kamen die Ärzte des Orients schon erheblich näher an die tatsächlichen Wirkungen der Melisse heran. So äußerte sich Serapion (850–900 n.Chr.) zu ihren Wirkungen: »Herzleiden, die aus Melancholie oder Phlegma herrühren, werden beseitigt und Trübsinn und Kummer hinweggenommen.« Ähnlich argumentierte die heilige Hildegard von Bingen (1098–1179). Sie nannte die Melisse das »Bienenauge, das durch die Wärme die Milz angreift und das Herz freudig macht«. Mittlerweile steht durch wissenschaftliche Forschungen fest, dass die Wirkstoffe der uralten Heilpflanze auf das sogenannte limbische System unseres Gehirns wirken und es in die Lage versetzen, unsere Psyche besser vor Reizüberflutungen zu schützen. Melisse verstärkt also den Reizschutzfilter unserer Seele.

Demgegenüber gilt Rosmarin aufgrund seiner kampferartigen Öle als Mobilisator des Herz-Kreislauf-Systems, der vor allem bei Erschöpfungszuständen angezeigt ist. Darüber hinaus regen die Inhaltsstoffe des immergrünen Strauches den Appetit an.

Mischungen aus Melisse, Rosmarin und Johanniskraut schotten vor Reizüberflutungen ab. Dadurch helfen sie beispielsweise überlasteten Managern und Kindern, die zu viel fernsehen.

Gelungene Kombination gegen Reizüberflutung

Mit der Kombination von Melisse, Rosmarin und Johanniskraut besitzen wir ein überaus vielseitiges und wirksames Mittel für den gestressten und reizüberfluteten Menschen unserer Zeit. Melisse drosselt den Reizzufluss zum Gehirn, Rosmarin stärkt das mit Stresshormonen bombardierte Herz-Kreislauf-System und fördert den oftmals reduzier-

Köstlicher Tee gegen Stress

▶ Mischen Sie Melisse, Rosmarin und Johanniskraut zu gleichen Teilen.

▶ Übergießen Sie 3 EL davon mit 1 l kochendem Wasser.

▶ 10 Minuten ziehen lassen, danach abseihen.

▶ Trinken Sie 1/4 l des Tees morgens, 1/4 l mittags und die restliche Hälfte am Abend.

ten Appetit, Johanniskraut wirkt beruhigend auf die Nerven und hemmend auf Ängste, die ja gerade bei überlasteten Menschen zu den Standardbeschwerden gehören.

Pfefferminze und Johanniskraut gegen Erkältungen

Schon Hippokrates und Paracelsus rühmten die Heilwirkungen der Pfefferminze. In der Volksmedizin gehört sie zu den bekanntesten und gebräuchlichsten Heilpflanzen überhaupt. Sie war und wird noch heute besonders bei Magenschmerzen, Übelkeit, Erbrechen, Nervosität und Gebärmutterkrämpfen eingesetzt.

Aus pharmazeutischer Sicht ist vor allem das Menthol der Pfefferminze hervorzuheben. Es wirkt in hohem Grade krampflösend und schmerzlindernd. Jüngste Untersuchungen der Universität Kiel erbrachten den Nachweis, dass Pfefferminze bei vielen Menschen Kopfschmerzen zu lindern vermag und dabei ähnlich erfolgreich ist wie die handelsüblichen Schmerzmittel.

Kombinationen aus Johanniskraut und Pfefferminze sind vor allem bei schweren Erkältungskrankheiten angezeigt. Die Inhaltsstoffe der Minze entkrampfen die Wände der oberen Atemwege und lindern die Kopfschmerzen, das Johanniskraut wirkt antibiotisch und ebenfalls schmerzhemmend. Vieles scheint außerdem darauf hinzudeuten, dass die Flavonoide des Johanniskrauts die Wirkungen des Menthols strecken können.

▶ Zubereitung des Tees: Mischen Sie 20 g Johanniskraut mit 10 g Pfefferminzblätter. 2 TL davon werden mit 1 großen Tasse siedendem Wasser übergossen. Der Tee soll 8 Minuten ziehen und wird dann abge-

Minze und Johanniskraut ergänzen sich in ihren erkältungshemmenden Wirkungen, außerdem schmeckt die Teemischung aus diesen beiden Heilkräutern recht erfrischend.

seiht. Trinken Sie am besten 3 Tassen pro Tag. Inhalieren Sie dabei auch die Dämpfe des Tees, damit die Mentholdämpfe der Minze direkt zu Ihren Bronchien gelangen.

Pfirsichblüten und Johanniskraut gegen Husten

Johanniskraut lindert Hustenreiz und wirkt antibiotisch. Pfirsichblüten helfen bei der Wiederherstellung angegriffener Bronchialschleimhäute. Bewährt hat sich die Mischung aus:

▶ Milch

▶ Pfirsichblüten

▶ Johanniskraut

▶ Zubereitung: Mischen Sie 1 EL Pfirsichblüten mit 1 TL Johanniskraut, und geben Sie die Mischung in 1 große Tasse Milch. Kochen Sie das Ganze kurz auf, und seihen Sie es anschließend ab. Trinken Sie von dieser Milchmischung täglich 3 Tassen jeweils zu den Mahlzeiten!

Johanniskraut besitzt ein sehr weites Wirkprofil, das mit Hilfe von anderen Heilkräutern in bestimmten Richtungen betont werden kann.

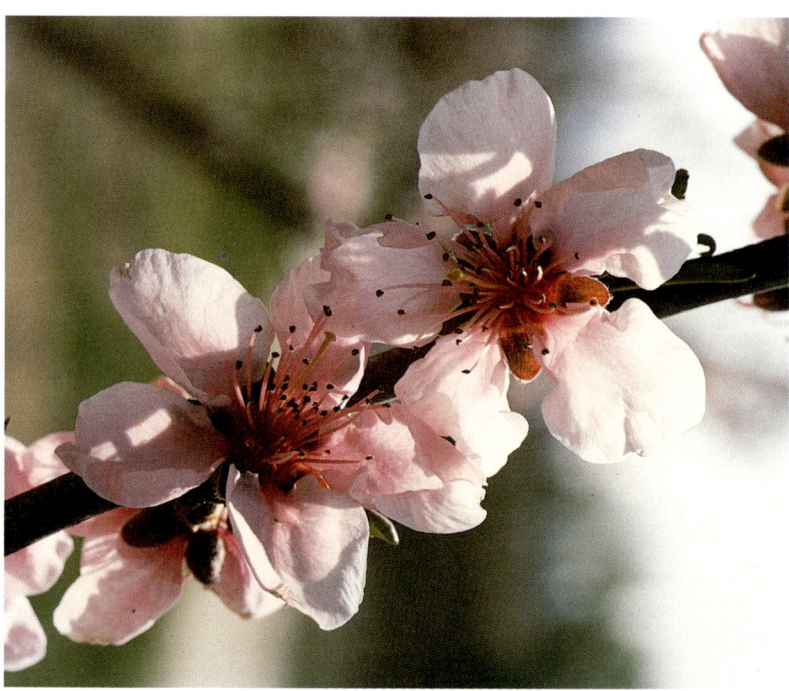

Pfirsichblüten sind der Inbegriff von Sanftheit. Genauso ist auch ihre Wirkung, die sie bei Husten an den angegriffenen Schleimhäuten der Atemwege entfalten.

Safran und Johanniskraut für Magen und Herz

Der aus Vorderasien stammende Safran wird in China noch heute als Mittel zur Herzstärkung eingesetzt, die indische Gesundheitslehre Ayurveda schätzt seine Energie spendende Wirkung, die sich jedoch niemals in Hektik und Überaktivität niederschlägt. Leider gehört Safran zu den teuersten Gewürzen überhaupt.

Bei Schwächezuständen von Herz und Magen hilft eine Mischung aus Johanniskraut, Safranfäden und Lavendelblüten.

▶ Zubereitung des Tees: Mischen Sie 50 g Johanniskraut, 10 g Safranfäden und 20 g Lavendelblüten. Übergießen Sie 2 TL dieser Mischung mit 1 großen Tasse siedendem Wasser. 10 Minuten ziehen lassen und abseihen. Trinken Sie täglich mindestens 2, besser 3 Tassen davon. Die Kur sollte insgesamt 3 bis 4 Wochen dauern.

Regeln für die Selbstbehandlung

Wenn Sie Ihre Beschwerden mit Heilkräutern selbst behandeln, kommen Sie um einige nebenwirkungsreiche Medikamente herum. Allerdings stößt die Selbstmedikation auch auf Grenzen. Wer sie missachtet und an sich herumlaboriert, der riskiert seine Gesundheit. Halten Sie sich zu Ihrer eigenen Sicherheit an folgende Regeln.

▶ Hausmittel machen den Arzt nicht überflüssig. Ernste Beschwerden sollten Sie keinesfalls auf eigene Faust behandeln, sondern schon beim ersten Verdacht zum Arzt gehen.

▶ Naturheilmittel eignen sich hervorragend zur Behandlung von Alltagsbeschwerden und Befindlichkeitsstörungen.

▶ Schmerzen und hohes Fieber (vor allem, wenn sie länger anhalten) sind Alarmsignale. Ein Arzt sollte die Ursache abklären.

▶ Ist Ihre Selbstbehandlung nicht in der Lage, Ihre Beschwerden zu bessern, sollten Sie Ihren Arzt hinzuziehen.

▶ Auch Naturmittel sind Arzneien, wenn auch meist mit weniger Risiken. Halten Sie sich dennoch an die Dosierungsvorschriften. Nicht länger als empfohlen einnehmen.

Safran wird vor allem in der ayurvedischen Medizin geschätzt, weil er recht anregend wirkt, ohne die Nerven zu strapazieren. In dieser Wirkweise ist Safran dem Johanniskraut sehr ähnlich.

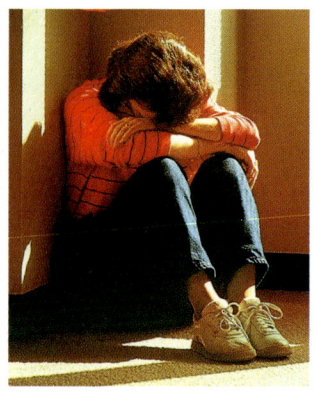

Zur Behandlung von Angst- und Panikzuständen hat sich Johanniskraut bewährt.

Wer unter Phobien und Panikattacken leidet, ist laut einer jüngsten Studie aus Boston vom plötzlichen Herztod bedroht. Demnach steigt das Risiko für tödliche Herzattacken je nach Intensität der Ängste bis auf das Sechsfache an.

Natürlich heilen mit Johanniskraut

Angstzustände

Immer mehr Menschen leiden an Angstzuständen. Diese äußern sich in charakteristischen körperlichen und psychischen Symptomen. Zu den typischen körperlichen Beschwerden gehören ein beschleunigter Puls oder Herzjagen, eine erhöhte Atemfrequenz sowie Schweißausbrüche. Manche Menschen leiden auch unter feuchten Händen, kalten Füßen und Mundtrockenheit. Sie können auffallend blass sein oder weit geöffnete Pupillen zeigen. Typisch sind auch Verdauungsstörungen. In schweren Fällen kann es zu Durchfall und Erbrechen kommen. Manchmal tritt eine erhöhte Muskelspannung bis hin zu Muskelzittern auf.

Zu diesen körperlichen Symptomen kommen typische psychische Störungen. Die Sinneswahrnehmung von Angstpatienten ist häufig stark eingeschränkt. Sie fühlen sich wie in einem Tunnel. Ärzte sprechen in solchen Fällen von einem Wahrnehmungstunnel. Zudem finden sich häufig Konzentrationsschwäche, Fahrigkeit und hektische Bewegungen. Betroffene Menschen sind während eines Angstzustandes nur eingeschränkt ansprechbar. In sehr schweren Fällen treten geistige Verwirrung und schockartige Passivität auf.

Phobien

Ängste, die sich – entgegen besserer Einsicht – zwanghaft aufdrängen und sich auf konkrete Objekte oder Situationen beziehen, nennt man Phobien. Die Betroffenen versuchen die Situationen zu vermeiden. Phobien lassen sich mit einer Verhaltenstherapie behandeln. Eine pharmakologische Therapie ist meist unnötig.

Generalisierte Ängste

Im Unterschied zu Phobien kann bei generalisierten Ängsten nicht unbedingt ein konkreter Auslöser ausgemacht werden. Außerdem dauern sie viel länger, oft Monate oder Jahre. Der Patient ist grüblerisch und macht sich ständig Sorgen, meist über familiäre, berufliche oder finanzielle Angelegenheiten.

Generalisierte Ängste sind ein therapeutisches Problem. Die Psychoanalyse verzeichnet hier mitunter bemerkenswerte Erfolge, die Behandlung dauert jedoch sehr lange, manchmal Jahre. Milde Heilpflanzen wie Johanniskraut helfen, die Angstempfindungen besser unter Kontrolle zu bekommen, auch werden körperliche Symptome deutlich gemildert.

Zwangssyndrome

Eines der bekanntesten Beispiele eines Zwangssyndroms ist beispielsweise der sehr häufig zu findende Waschzwang. Dabei spürt der Betreffende das unwiderstehliche Verlangen, sich ständig zu reinigen – wobei er selbst sein Zwangsverhalten als ichfremd und nicht als lustvoll erlebt. Zwangssyndrome können durch eine Verhaltenstherapie meist gut behandelt werden.

Adressen, die bei Angststörungen Auskünfte über Therapiemöglichkeiten geben:

▶ **Angst-Ambulanz der Psychiatrischen Universitätsklinik**
Nußbaumstraße 7
80336 München

▶ **Angstambulanz der TU**
Mommsenstraße 13
01069 Dresden

▶ **MASH – Münchner Angst-Selbsthilfe**
Bayerstraße 77a
80335 München

Häufige Phobien

▶ Angst vor dem Verlassen des Hauses, um mit dem Auto, der Eisenbahn oder mit dem Flugzeug zu verreisen

▶ Angst vor sozialen Kontakten (soziale Phobie)

▶ Angst vor Tieren, besonders vor Katzen und Spinnen (Arachnophobie)

▶ Angst vor geschlossenen Räumen (Klaustrophobie)

▶ Angst, allein über leere Plätze oder Straßen zu gehen (Agoraphobie, Platzangst)

▶ Angst vor dem Erröten

▶ Höhenangst

▶ Angst vor Krebs (Karzinophobie)

Ursachen von Angststörungen

▶ Genetische Veranlagung: Panik- und Angststörungen sind wahrscheinlicher, wenn bereits Verwandte betroffen sind.

▶ Erlernte Verhaltensmuster: Ängstliche Menschen haben meist in ihrer Kindheit gelernt, auf Veränderungen skeptisch und mit Sorge zu reagieren. Die Fähigkeit zur Entspannung wurde hingegen nicht erlernt.

▶ Stress: Berufliche Belastungen, Trennungen, Scheidungen, Tod von Angehörigen – psychische Stressoren fördern den Ausbruch von Ängsten.

▶ Gestörte Hirnphysiologie: In den letzten Jahren brachten wissenschaftliche Studien deutliche Hinweise, dass Angst im Zusammenhang mit Störungen im Neurotransmitterhaushalt des Gehirns steht.

Ängstliche Menschen scheinen zu wenig Serotonin, das Gute-Laune-Hormon, an den Nervenverbindungen zu besitzen. Johanniskraut kann diesen Mangel beheben.

Angstpsychosen gehören in therapeutische Behandlung. Zuständig sind Psychotherapeuten, Psychiater und Nervenärzte (Neurologen). Hinweise auf Angstpsychosen sind: Vermischung einzelner Ängste mit depressiven Vitalstörungen (Stimmungstief, Gewichtsverlust, Konzentrationsstörungen), Denkstörungen und Realitätsverlust sowie Selbstmordgedanken.

So wirkt Johanniskraut

Johanniskraut enthält große Mengen an Querzitrin und Querzetin, zwei Flavonoide, die den Serotoninspiegel im Gehirn aufrecht erhalten. Die dämpfende Wirkung des Krauts auf Angstzustände konnte mittlerweile in zahlreichen Studien belegt werden. Selbst bei sehr starken Ängsten wurden bemerkenswerte Erfolge erzielt, die zum Teil denen der »klassischen« Psychopharmaka weit überlegen waren. Dass Johanniskraut keine Abhängigkeit erzeugt und in aller Regel gut vertragen wird, ist ein weiterer Vorteil.

Immer mehr Naturheilärzte therapieren die Ängste ihrer Patienten mit Hilfe von Nahrungsumstellung (weniger Fleisch, mehr Rohkost, Säfte und Joghurt), Atem- und Entspannungsübungen, Bewegung (vor allem Schwimmen und Spazierengehen), sowie Extrakten, Tinkturen oder Tees aus Johanniskraut. Sie erzielen oftmals selbst dann noch Erfolge, wenn ihre Patienten bereits jahrelang erfolglos mit anderen Medikamenten behandelt wurden. Dieses Phänomen zeigt einmal mehr, dass ein durchdachtes Naturheilverfahren durchaus imstande ist, auch bereits »austherapierten« und frustrierten Angstpatienten mit jahrelanger Kranken- und Therapiegeschichte zu helfen.

So wenden Sie Johanniskraut an

Prinzipiell stehen Ihnen drei Möglichkeiten der Darreichung offen:
▶ Tinktur
▶ Tee
▶ Trockenextrakt

Die ersten beiden Zubereitungsformen können Sie auch selbst herstellen, lesen Sie dazu bitte das Kapitel »Darreichungsformen«, (Seite 26). Trockenextrakte holen Sie sich am besten aus der Apotheke. Lassen Sie sich dabei von Ihrem Apotheker beraten, welche standardisierten Präparate am preiswertesten sind.

Als höchste Dosierung sollten Sie nicht deutlich mehr als ein Milligramm Gesamthyperizin pro Tag einnehmen. (Inzwischen wurde allerdings in Studien nachgewiesen, dass auch Dosierungen über ein Milligramm keinen Schaden verursachen.) Trinken Sie trotzdem auf Dauer nicht mehr als vier Tassen Johanniskrauttee, schlucken Sie nicht zu viele Tropfen der Tinktur pro Tag. Bei den Präparaten finden Sie die Angabe über das Gesamthyperizin einer Einheit (Dragee, Tablette oder Kapsel) im Beipackzettel. Rechnen Sie auch nicht mit kurzfristigen Heilerfolgen! Ängste brauchen in der Regel lange, um sich zu entwickeln, und daher benötigt auch Ihre Therapie Zeit. Eine Johanniskrautkur sollte bei der Verwendung von Trockenextrakten mindestens vier, bei Tee und Tinktur mindestens sechs Wochen dauern.

Weitere Heilkräuter zur Angsttherapie

▶ Kava-Kava

Hierbei handelt sich um die Zubereitung eines polynesischen Wurzelstocks. Kava-Kava entspannt, ohne das Bewusstsein zu trüben. Wissenschaftliche Studien ergaben einen stark angsthemmenden Effekt. Fragen Sie Ihren Apotheker nach standardisierten Kavapräparaten!

Die Wirkungen von Kava-Kava gehen auf die sogenannten Pyrone zurück, die sich – ähnlich wie die Wirkstoffe des Johanniskrauts – in den Neurotransmitterhaushalt des Gehirns einschalten. In hohen Dosierungen führen sie jedoch zu Antriebsarmut und Müdigkeit.

▶ Hopfen

Die Hauptwirkstoffe des Hopfens sind das Lupulon und das Humulon. Sie wirken beruhigend, schlaffördernd sowie angst- und depressionshemmend. Vor allem bei diffusen, eher unbestimmten Ängsten haben sich Teemischungen aus gleichen Teilen Johanniskraut und Hopfen bewährt. Ein kleiner Zusatz von Orangen- oder Lavendelblüten sorgt für einen angenehmen Geschmack des Tees.

Atmen Sie die Ängste ab

Angst lässt sich gut durch körperliche Entspannungen beeinflussen. Eine Schlüsselstellung hat hierbei vor allem die Atmung, da sie – im Unterschied etwa zu anderen Körperfunktionen wie Herzschlag und Schweißabsonderung – relativ leicht durch den Willen beeinflusst werden kann. Achten Sie in furchterregenden Situationen auf die Bewegung Ihrer Atemmuskeln. Legen Sie die Hand auf den Bauch, und fühlen Sie, wie er sich bewegt. Kurze, stoßartige Bewegungen mit wenig Bauchausschlag zeigen Ihnen, dass Ihr Zwerchfell nicht recht zum Einsatz kommt. Konzentrieren Sie sich darauf, den Bauch beim Ausatmen bewusst einzuziehen und beim Einatmen bewusst nach vorn zu beulen. Die Wirbelsäule halten Sie dabei entspannt und dennoch gestreckt, die Schultern fallen locker nach hinten unten. Stellen Sie sich vor, wie die Luft Ihren gesamten Brust- und Bauchraum ausfüllt. Atmen Sie ruhig, lassen Sie sich vor allem Zeit fürs Ausatmen.

Wichtig ist, dass Sie zu Hause üben, also auch dann, wenn keine akute Angstsituation vorliegt. Je öfter Sie die Bauchatmung üben, desto mehr wird sie automatisiert.

Bettnässen

Darunter versteht man unwillkürliches Harnlassen, nachdem ein Kind schon sauber war, meist nachts. Es tritt gewöhnlich nach dem dritten und vierten Lebensjahr auf und ist bei Jungen doppelt so häufig wie bei Mädchen.

Johanniskraut kann die Heilung von Ängsten nicht garantieren. Gerade wenn die Angststörungen tief in den unteren Schichten des Seelenlebens verwurzelt sind, kann auf psychotherapeutische Maßnahmen nicht verzichtet werden. Allerdings setzen immer mehr Psychotherapeuten Johanniskraut zur Unterstützung ihrer Heilverfahren ein.

Ursachen

Meist liegen die Ursachen für Bettnässen in einer fehlenden Kontrolle über die Blasenwandmuskulatur oder in psychischen Störungen. Hier ist eine Therapie mit Johanniskraut sinnvoll. Bettnässen scheint auch einen genetischen Hintergrund zu haben: In 40 Prozent aller Bettnässerfälle litt ein Elternteil in seiner Jugend an demselben Problem. Organische Störungen (meist Fehler im Harntrakt) sind bei weniger als zehn Prozent der betroffenen Kinder ursächlich für das Bettnässen. In diesen Fällen bleibt eine Therapie mit Johanniskraut wirkungslos.

So hilft Johanniskraut

Johanniskraut wirkt entspannend und entkrampfend; in der Volksmedizin wird es daher gegen Bettnässen schon lange eingesetzt. Als äußerliche Ölanwendung sensibilisiert es die Beckenmuskulatur; in Form von Tee sorgt es für eine allgemeine Entspannung des Nervensystems, ohne dabei einschläfernd zu wirken. Bettnässende Mädchen reagieren auf Johanniskraut sehr viel besser als bettnässende Jungen. In einer Studie konnten 31,5 Prozent der Mädchen, aber nur elf Prozent der Jungen mit Hilfe von Hyperikumextrakt geheilt werden.

Bei den meisten Kindern erledigt sich das Bettnässen von selbst. Nur etwa zwei Prozent haben bis in die Pubertät Schwierigkeiten damit. Sollte jedoch das Bettnässen in Verbindung mit anderen Störungen, wie etwa Nervosität, Hyperaktivität und immer wiederkehrenden Alpträumen, stehen, sollte frühzeitig ein Arzt oder ein Kinderpsychiater aufgesucht werden.

So setzen Sie Johanniskraut richtig ein

▶ Johanniskrautöl
Kaufen Sie das Öl in der Apotheke, oder fertigen Sie es in eigener Herstellung an. (Rezepte siehe Kapitel »Darreichungsformen«, Seite 26). Reiben Sie abends die Oberschenkelinnenseiten des Kindes damit ein. Die ersten Erfolge sollten sich bereits nach einer Woche einstellen.

▶ Johanniskrauttee
Der Tee wirkt direkter auf die psychischen Komponenten ein als das Johanniskrautöl. Zwei Tassen täglich – eine morgens und eine abends – sind die richtige Dosierung. In schweren Fällen können Sie die Teegabe und das äußerliche Einreiben mit Johanniskrautöl auch kombinieren.

Sogenannte Kegelübungen

Weisen Sie Ihr Kind an, jede Stunde Wasser zu lassen und dann den Harnstrahl zwei- bis dreimal durch Zusammenziehen der Beckenmuskeln zu unterbrechen. In zwei von drei Fällen führt dieses Training der Beckenmuskulatur durch die Start-und-Stopp-Technik zur vollständigen Heilung des Bettnässens.

Begleitende Maßnahmen

▶ Lassen Sie Ihr Kind öfter kleine Portionen trinken, statt durch wenige große Portionen die Blase schockartig zu überlasten. Die Flüssigkeitsaufnahme sollte zum größten Teil auf den Vormittag verlegt werden.

▶ Lassen Sie Ihr Kind nicht in zu kalten Räumen (unter 14 °C) schlafen. Denn Kältereize stimulieren den Harndrang.

▶ Achten Sie auf eine richtige Toilettenerziehung. 90 Prozent aller Eltern glauben, dass ihr Kind selbst spürt, wann es die Blase entleeren muss. Diese Vorstellung ist falsch. Ein Kind muss erst lernen, wie sich eine volle Blase eigentlich anfühlt. Erziehen Sie es dazu, regelmäßig zur Toilette zu gehen und dabei auf seine Empfindungen zu achten.

▶ Viele Kinder nässen nur in Rückenlage ein. Binden Sie Ihrem Kind eine Windel so um den Bauch, dass der Knoten auf dem Rücken ist. Dann gewöhnt es sich beim Schlafen an die Seitenlage.

▶ Belohnen Sie Ihr Kind, wenn es eine Nacht ohne Einnässen verbracht hat.

Mit Ungeduld oder gar Drohungen ist bei Bettnässern garantiert nichts zu erreichen. Schimpfen Sie Ihr Kind nicht wegen eines durchnässten Bettes. Loben Sie es, wenn die Nacht mal trocken verläuft.

Lassen Sie Ihr Kind einen Kalender führen und darin die trockenen Nächte eintragen. Das Kind kann so seine Erfolge erleben.

Toilettentraining in der Nacht

Man hört immer wieder, dass manche Eltern nachts ihr bettnässendes Kind im Halbschlaf auf den Topf setzen.
Das ist falsch. Die Erfolge dieser Maßnahmen bleiben in der Regel auch aus.

So trainieren Sie unbewusstes nächtliches Harnlassen weg:
Das Kind muss:
▶ Vollkommen wach werden
▶ Selbst aus dem Bett steigen
▶ Seine Hausschuhe anziehen
▶ Selbst zur Toilette gehen

Bluterguss/blauer Fleck

Ein blauer Fleck ist das Zeichen für eine Blutung innerhalb oder unterhalb des Hautgewebes. Diese wiederum ist das Resultat einer Verletzung an Bändern, Sehnen, Muskeln oder Knochen, meistens verursacht durch Gewalteinwirkung von außen (Prellungen). Besonders schmerzhaft sind Prellungen, bei denen es zu Quetschungen des Muskelgewebes kommt, beispielsweise durch einen Tritt auf den Oberschenkel oder einen Fausthieb auf den Oberarm (Pferdekuss). Bei solchen Verletzungen zeigt die Haut eine charakteristische bläuliche Verfärbung der Haut, die meist mit einer Schwellung verbunden ist. Blaue Flecken können – vor allem unter Druckeinwirkung – sehr schmerzen.

Erste Hilfe – Kühlen

Prellungen an Knochen oder Gelenken sollten mindestens 30 Minuten, Verletzungen im Muskelbereich 45 Minuten gekühlt werden. Zur Kühlung verwendet man Eiswürfel, die in ein dickes Handtuch eingerollt wurden, oder ein Coldpack aus der Apotheke.

Vorsicht bei Prellungen im Kopfbereich

Prellungen am Schädel können mitunter von erstaunlichen Beulen begleitet sein, da sich die Schwellung ja aufgrund des darunter liegenden Schädelknochens nur nach außen, in Richtung Haut, ausbreiten kann. Sie sind daher kein Hinweis auf die Schwere der Verletzung oder auf eine Gehirnerschütterung. Kommt es jedoch im Anschluss an Prellungen im Kopfbereich zu Schwindelanfällen, Übelkeit oder Erbrechen, muss der Verletzte umgehend ins Krankenhaus gebracht werden.

So hilft Johanniskrautöl

Johanniskrautöl wirkt kühlend und schmerzlindernd, es verengt die Blutgefäße und verhindert dadurch die weitere Ausweitung des Blutergusses. Tunken Sie ein Mulltuch in das Öl, und befestigen Sie dieses

Wenn Sie schon nach sanften Stößen unnatürlich leicht einen Bluterguss bekommen, sollten Sie sich vom Arzt untersuchen lassen. Vielleicht liegt bei Ihnen eine Gerinnungsstörung des Blutes vor. In diesem Fall ist Johanniskrautöl zur Behandlung völlig ungeeignet.

mit einem Verband auf der schmerzenden Stelle. Erneuern Sie das Mulltuch alle zwei Stunden! Nach zwei Tagen beenden Sie die Johanniskrautbehandlung.

Johanniskrautöl erhalten Sie in der Apotheke. Man kann es auch selbst zubereiten. Wichtig ist allerdings, dass Sie dafür nur frische Blüten verwenden.

Bronchitis

Bei der Bronchitis handelt es sich um eine akute oder chronische Entzündung der Bronchien. Sie tritt oft im Zusammenhang mit Erkältungen und grippalen Infekten auf und wird deutlich negativ beeinflusst durch vitaminarme Ernährung, Luftverschmutzung und Zigarettenrauch. Zu Beginn einer Bronchitis leiden die Patienten unter einem Brennen in der Brust und einem trockenen, schmerzhaften Reizhusten; in dieser Phase der Erkrankung bestehen die größten Erfolgsaussichten für eine Therapie. Im weiteren Verlauf stellt sich stärkerer Husten ein, der vor allem dann auftritt, wenn der Patient seine Lage im Bett verändert. Nach einigen Tagen wird der Husten locker, der weiße Schleim löst sich und lässt sich besser abhusten. Eine Bronchitis verläuft häufig mit Fieber. Eine Bronchitis muss unbedingt vollständig auskuriert werden, damit sie nicht chronisch wird.

Laut amerikanischen Untersuchungen leiden Milch trinkende Raucher erheblich seltener an Bronchitis als Raucher mit milchloser Lebensweise. Die Ursachen für dieses Phänomen stecken noch im Dunkeln. Interessant ist jedoch, dass Milch bei Nichtrauchern keinerlei bronchienschützende Effekte entfaltet.

So hilft Johanniskraut

▶ Sein Hyperizin fördert die allgemeine Entspannung und sorgt dafür, dass unser Gehirn ausreichend mit dem Botenstoff Dopamin versorgt wird. Diese Substanz überträgt vor allem hemmende Signale von einer Hirnzelle zur nächsten, und spielt daher bei der Unterdrückung des typischen Hustenreflexes eine große Rolle. Außerdem fördert sie den erholsamen Schlaf, der gerade bei hustengeplagten Bronchitispatienten oft ein großes Problem darstellt.

▶ Johanniskraut enthält einige entzündungshemmende und antibiotische Wirkstoffe, die den Heilungsverlauf einer Bronchitis beschleunigen können.

▶ Seine Flavonoide verlängern die Wirkung von Vitamin C, das jetzt zur Stärkung der Körperabwehr besonders dringend benötigt wird.

Inhalieren mit Johanniskraut und Fenchel

Inhalationen mit einem Gemisch aus Fenchel und Johanniskraut wirken entzündungshemmend und unterstützen die Tätigkeit der Flimmerhärchen in den Bronchien.

▶ Anwendung: Mischen Sie die beiden Kräuter zu gleichen Teilen. Überbrühen Sie in einer Schüssel 4 EL der Mischung mit 3 l kochendem Wasser. Nach etwa 10 Minuten können Sie mit der Inhalation beginnen, wobei Sie sich mit dem Gesicht über den Tee beugen und mit einem Handtuch eine Art Zelt über Hinterkopf, Nacken und Schüsselrand bauen. 2- bis 3-mal täglich 10 Minuten inhalieren.

Kamillentee beruhigt die Schleimhäute

Unterstützend zu den Johanniskraut-Fenchel-Inhalationen trinken Sie am besten 2-mal täglich 1 Tasse Kamillentee.

▶ Zubereitung: Übergießen Sie 1 EL Kamillenblüten mit 1 großen Tasse kochendem Wasser. 10 Minuten ziehen lassen und abseihen.

Gönnen Sie sich nach der Inhalation etwas Ruhe. Kommen Sie vor allem nicht auf die Idee, direkt danach hinaus in die kalte Luft zu gehen – das würde Ihre frisch durchwärmten Bronchien wie ein Schlag treffen!

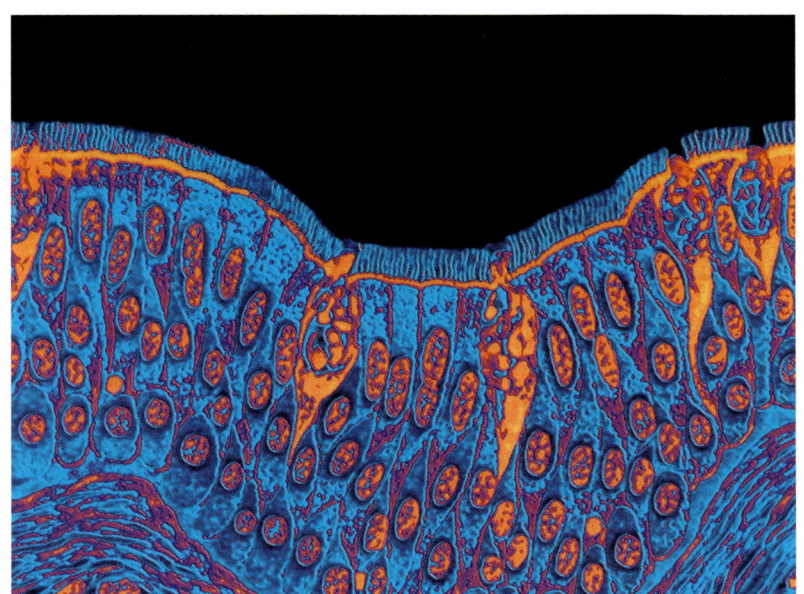

Fenchel und Johanniskraut wirken heilend auf das Flimmerepithel der Bronchialschleimhäute. (Oben: Flimmersaum; darunter einige schleimbildende Becherzellen (gelborange); 600fache Vergrößerung.)

Vitamine und Wasser halten die Abwehr auf Trab

Ihr Körper braucht jetzt viel Flüssigkeit und viele Vitamine, vor allem die Vitamine C und Beta-Karotin, eine Vorstufe des Vitamin A. Trinken Sie täglich mindestens drei, besser dreieinhalb Liter Flüssigkeit, am besten als Tee. Als Alternative bietet sich verdünnter Fruchtsaft an. Dazu mischen Sie vier Teile Mineralwasser mit einem Teil Saft.

Bevorzugen Sie Nahrung mit viel Vitamin C und Beta-Karotin! Ergiebige Quellen für Beta-Karotin sind Möhren, Kürbisse, Aprikosen und Brokkoli; Salat, Tomaten, Paprika, Petersilie, Kiwis und Zitrusfrüchte enthalten viel Vitamin C. Bedenken Sie jedoch, dass die Vitamine sehr hitze- und lichtanfällig sind. Essen Sie also die angegebenen Nahrungsmittel möglichst frisch und roh, allenfalls bissfest gedünstet, aber nicht weich gekocht.

Bei der Depression handelt es sich um eine periodische Erkrankung. Sie kann zwei Wochen, aber auch zwei Jahre dauern. Bei einigen Patienten verschwindet sie nach einmaligem Auftreten für immer, bei anderen kommt sie regelmäßig wieder. Wer einmal unter einer Depression litt und sie überwinden konnte, hat eine 30-prozentige Chance, nie wieder von ihr heimgesucht zu werden.

Depressive Verstimmung

Nach Untersuchungen der Weltgesundheitsorganisation WHO leiden etwa vier bis sechs Prozent aller Menschen an einer Depression. Mit zunehmendem Alter nimmt die Quote immer mehr zu. Einige Wissenschaftler schätzen, dass bis zu 30 Prozent aller über 65-jährigen an einer Depression leiden. Sie wird von den behandelnden Hausärzten jedoch häufig nicht erkannt, da die Beschwerden sehr vielfältig sind und von Person zu Person doch recht große Unterschiede aufweisen können.

Manchmal genetisch bedingt

Depressionen sind teilweise genetisch bedingt. Wer in seiner nächsten Verwandtschaft einen Angehörigen hat, der depressiv ist, trägt selbst ein Erkrankungsrisiko von 10 bis 20 Prozent.

Depressive Patienten zeigen in der Regel eine verringerte Aktivität des Gute-Laune-Hormons Serotonin und in der Nacht eine verringerte Aktivität des Schlafhormons Melatonin, das eigentlich zu den wichtigen

Symptome einer depressiven Verstimmung

▶ Müdigkeit, Antriebslosigkeit und Energieverlust

▶ Schuldgefühle oder das Gefühl, nutzlos zu sein

▶ Nachlassende Lebensfreude

▶ Nachlassendes Interesse an gewohnten Vorlieben oder Aktivitäten

▶ Schlafstörungen

▶ Appetitstörungen wie Appetitlosigkeit oder auch verstärkter Essdrang

▶ Konzentrationsschwäche

▶ Häufig grundloses Weinen

▶ Angstgefühle

▶ Innere Unruhe, Zittern

▶ In schlimmeren Fällen Selbstmordgedanken

Steuerungsinstrumenten eines erholsamen Schlafes gehört. Diese beiden Faktoren können durch eine länger dauernde Anwendung mit Johanniskraut sehr gut beeinflusst werden. Depressionen zeigen eine jahreszeitliche Häufung im Frühjahr und im Herbst. Es sind dies die Zeiten, in denen sich der Körper sowie seine gesamte Hormonsituation umstellt. Auch hier kann Johanniskraut ausgleichend und stimmungsaufhellend wirken.

Erlerntes Verhalten und einschneidende Ereignisse

Wer als Kind lernt, ein halbvolles Glas mit Wasser grundsätzlich als halbleeres Glas und die Welt eher von der pessimistischen Seite her zu betrachten, besitzt ein höheres Risiko für Depressionen als ein Mensch, der zum Optimisten erzogen wurde. Allerdings hat die Geschichte einige Besonderheiten, wie etwa den Philosophen Arthur Schopenhauer (1788–1860), zu bieten, der die Welt als »ewigliches Leiden« ansah und dennoch voller Kraft und Lebensfreude war.

Auch Trauerfälle, Trennungen von Bezugspersonen, Scheidung, unglückliche Liebe, berufliche Rückschläge und finanzielle Schwierigkeiten – alle Situationen, die in irgendeiner Weise belasten und frustrieren, können die Entstehung einer Depression begünstigen.

Eine amerikanische Studie ergab, dass 42 Prozent aller jungen Mütter im Wochenbett und noch etwas später depressive Symptome wie Appetitlosigkeit, Hoffnungslosigkeit und Schlafstörungen zeigen. Bei vielen liegt die Ursache für die Erkrankung darin, dass sie sich von der aktuellen Veränderung ihrer Lebenssituation überfordert fühlen.

Leichte, mittlere und schwere Depressionen

Bei schweren Depressionen besteht große Selbstmordgefahr. Die Betroffenen sind außerstande, ihrem Beruf nachzugehen oder an familiären Aktivitäten teilzunehmen. Diese Patienten müssen unbedingt in fachärztliche Behandlung.

Bei leichten und mittleren Depressionen besteht kaum Selbstmordgefahr, die Betroffenen sind auch in der Lage, ihren Beruf auszuüben und mit ihrer Familie zu leben. Hier besitzt eine Johanniskrauttherapie relativ gute Erfolgsaussichten.

Manische Depressionen

Manisch-depressive Erkrankungen sind von starken Stimmungswechseln begleitet, etwa ein Prozent aller Menschen werden einmal in ihrem Leben davon heimgesucht. Gedrückte Stimmungslagen wechseln mit Phasen der Überschwenglichkeit oder Reizbarkeit. Manische Depressionen gehören zu den schweren Erkrankungen und müssen von einem Facharzt behandelt werden.

Winterdepression

Bei einigen Menschen kommt es im November zur sogenannten Winterdepression. Deren typische Merkmale sind Schlafstörungen, Müdigkeit und Heißhunger auf Süßes. Ursache sind die kürzer werdenden Tage und Tageslichtperioden. Lichtmangel führt dazu, dass der Haushalt von Melatonin und Serotonin im Gehirn aus der Balance gerät – diese beiden Neurotransmitter spielen für die Entstehung der Stimmungen eine entscheidende Rolle. Weil auch der Stoffwechsel von Kohlenhydraten in den Haushalt der beiden Stimmungshormone eingreift, steigt nach dem Verzehr von Zucker vorübergehend die Stimmung.

Da Johanniskraut gezielt und balancierend in den Serotonin-Melatonin-Haushalt eingreift und außerdem die Fähigkeit des Körpers verbessert, geringere Lichtmengen für sich zu nutzen, gehört es bei der Behandlung einer Winterdepression zu den Mitteln der ersten Wahl.

> Es gibt für den Depressiven kein besseres Umfeld, als eine intakte Familie und sein gewohntes Heim. Hier kann das Angebot von Zuwendung und Trost rund um die Uhr aufrecht erhalten werden. Völlig falsch ist es, den Kranken auf Kur oder in den Urlaub zu schicken. Dort käme er in eine fremde Umgebung, was seine psychische Angespanntheit unter Umständen nur verstärken würde.

Häufige Fehler im Umgang mit Depressiven

Generell ist es natürlich ein gutes Zeichen, wenn Menschen einem Depressiven helfen wollen. Doch leider wird dabei einiges falsch gemacht – und das gilt nicht nur für Angehörige und Freunde des Erkrankten, sondern auch für viele Ärzte. Zu den häufigsten Fehlern gehören:

▶ Appelle: Wer einen Depressiven auffordert, sich doch nicht so gehen zu lassen oder sich zusammenzureißen, vergrößert nur dessen Verzweiflung. Denn man unterstellt mit einem solchen Appell eine Willensschwäche, die der Betroffene selbst korrigieren könne – doch das Wesen der Willensschwäche besteht ja gerade darin, dass sie vom Betroffenen nicht korrigierbar ist. Ein solcher Appell kann also von einem depressiven Patienten unmöglich befolgt werden, und das wird seine Resignation und Frustration weiter steigern.

▶ Ablenkungen: Verleiten Sie einen depressiven Menschen nicht zu Ablenkungen und Zerstreuungen, nach dem Motto: »Gönn dir doch mal etwas Spaß!« Er kann sich nicht mehr freuen, erst recht nicht an Vergnügungen, Partys, Kinobesuchen oder Urlaub. Im Gegenteil, jegliche Konfrontation mit den schönen Dingen des Lebens lässt ihn sein Elend nur noch deutlicher erleben. Der Depressive wird nicht durch die Begegnung mit etwas Schönem geheilt, sondern dadurch, dass er lernt, den Alltag wieder in einem schönen Licht zu sehen.

▶ Ausreden von Wahnideen: Wenn ein depressiver Patient unter Wahnideen leidet – beispielsweise unter den Vorstellungen, verarmt und mittellos oder an allem schuld zu sein –, darf man ihm das nicht ausreden, auch wenn diese Ideen absolut nicht mit der Realität übereinstimmen. Der Wahn hat seine eigene Logik, die dem betroffenen Menschen eine tiefe Überzeugung und Sicherheit in seiner Welt

Regelmäßige körperliche Bewegung lenkt die Gedanken auf das Körperliche ab und erzeugt – wenn sie wohl dosiert wird – angenehme Empfindungen. Darüber hinaus fördert Bewegung die Ausschüttung von glücksfördernden Hormonen. Schließlich sorgt hobbymäßig betriebener Ausgleichssport für Erfolgserlebnisse; und die gelten als natürlicher Feind der Depression.

Was Sie vermeiden sollten

Gut gemeint, aber leider meist zum Scheitern verurteilt:

▶ Appelle zum Zusammenreißen

▶ Ablenkung von dem als Elend empfundenen Alltag

▶ Ausreden der selbst gemachten Wahnideen

verleiht. Wer einem vom Wahn geleiteten Menschen seine fixen Ideen ausreden will, sorgt nur dafür, dass sich eine neue Wahnvorstellung bei ihm entwickelt: Er ist überzeugt, dass seine Umwelt ihm nicht glauben und ihn abservieren will.

Solche Wahnideen sind ein Alarmsignal und zeigen, dass es höchste Zeit für einen Arztbesuch ist. Dabei ist es wichtig, den Kranken nicht wegen seiner Wahnvorstellungen zum Psychiater zu schicken, sondern etwa wegen seiner Schlafstörungen oder seiner Nervosität.

Nachteile der klassischen Medikamente

Immer noch wird in der Therapie von Depressionen überwiegend auf pharmazeutische Antidepressiva zurückgegriffen, vor allem auf Mittel vom sogenannten Imipramin- und Amitriptylintyp. Sie unterdrücken wohl zuverlässig die depressiven Symptome, zeigen jedoch auch eine Reihe von zum Teil erheblichen Nebenwirkungen:

▶ Mundtrockenheit
▶ Verstopfung
▶ Herz-Kreislauf-Störungen
▶ Gewichtszunahme
▶ Sehstörungen

Medikamente der neuen Generation wie etwa die MAO-Hemmer sind ärmer an Nebenwirkungen, bleiben jedoch bislang in ihren therapeutischen Wirkungen hinter den Erwartungen zurück.

So hilft Johanniskraut

Johanniskraut steigert die nächtliche Melatoninausschüttung. Der Schlaf des Depressiven wird dadurch tiefer, länger und erholsamer; unangenehme Träume werden seltener.

▶ Die orangerote Farbe des Johanniskrauttees und sein bitteres Aroma beleben die Psyche und steigern die Vitalität. Sie bilden so eine wirkungsvolle Ergänzung zu den pharmakologischen Wirkungen von Hyperikum.

▶ Der Johanniskrautwirkstoff Hyperizin bewahrt Dopamin im Gehirn. Dieser Neurotransmitter sorgt für die Übertragung hemmender

---

Noch vor zehn Jahren wurde die Johanniskrauttherapie von der Schulmedizin allenfalls als Möglichkeit für leichte und vorübergehende Stimmungstiefs angesehen. Mittlerweile kann jedoch nicht mehr daran gezweifelt werden, dass Hyperikum auch bei längerfristigen Depressionen helfen kann.

Signale von einer Hirnzelle zur nächsten. Fehlt er, reagiert die Psyche anfälliger auf Stressreize, es kommt schneller zu Frustrationen und Schwermut, die Bewegungen werden fahriger. Hyperizin verringert den Abbau von Dopamin zu Noradrenalin.

▶ Johanniskraut verbessert die sogenannte Lichtutilisation: So hat bestimmt schon jeder an sich beobachtet, dass seine Laune umso besser wird, je kräftiger und länger die Sonne scheint. Johanniskraut sorgt nun dafür, dass die Sonne in ihrer positiven Wirkung verstärkt wird und bekämpft so depressive Verstimmungen.

▶ Unter Johanniskrauteinfluss verändern sich die Erregungskurven im Gehirn. Schnellere Anteile verringern sich zugunsten langsamerer Erregungskurven – ein deutlicher Hinweis für Entspannung und einen ruhigeren, einheitlicheren Gedankenablauf.

Johanniskraut bei depressiven Störungen

Zum Einnehmen eignen sich Johanniskrauttinktur oder Johanniskrauttee sowie der Trockenextrakt. Johanniskrauttinktur und den Tee erhalten Sie in der Apotheke, Sie können sie jedoch auch wie im Kapitel »Darreichungsformen« (siehe Seite 26) erläutert, selbst zubereiten. Trockenextrakte erhalten Sie in der Apotheke in Form von Tabletten, Kapseln, Dragees oder gelöst als Tropfen. Die ungelösten Festformen sind leichter zu dosieren.

> Fett- und zuckerreiche Speisen schlagen nicht nur auf den Magen, sondern auch auf die Stimmung. Schokolade enthält zwar depressionshemmende Substanzen, doch ihre Wirkung ist schon nach einigen Minuten vorbei.

Aromatherapie

Düfte wirken in den tieferen Zonen der Psyche.

Bestimmte ätherische Öle helfen daher depressiven Menschen, sich zu befreien. Stellen Sie Ihren individuellen Duft zusammen, und benutzen Sie ihn in einer Duftlampe oder als Badezusatz.

Zu den wirksamen Aromaölen bei Depressionen gehören:

▶ Bergamotte
▶ Geranium
▶ Jasmin
▶ Lorbeer
▶ Neroli
▶ Sandelholz
▶ Ylang-Ylang

Auf die Dosierung achten

Für die Dosierung gilt auch bei der Behandlung von Depressionen, dass Sie die Menge von einem Milligramm Gesamthyperizin auf Dauer nicht deutlich überschreiten sollten. Trinken Sie also möglichst nicht mehr als vier Tassen Johanniskrauttee, nehmen Sie nicht zu viele Tropfen einer Johanniskrauttinktur pro Tag ein. Bei den Fertigpräparaten finden Sie die Angaben zum Gesamthyperizingehalt einer Einheit auf dem Beipackzettel. Eine Kur mit Trockenextrakten aus Johanniskraut dauert mindestens vier, eine Anwendung mit Tee oder Tinktur mindestens sechs Wochen. Nach sieben Wochen sollte eine deutliche Besserung eingetreten sein, ansonsten müssen Sie die Therapie wechseln oder einen Arzt aufsuchen.

Sonne statt Schokolade: Winterlichen Heißhungerattacken schlagen Sie mit einem Spaziergang ein Schnippchen. Doch Sie müssen bei Tageslicht ins Freie. Nur dann bekommen Sie genug Sonnenlicht ab, das die Serotoninproduktion ankurbelt und die Lust auf Süßes vertreibt.

Kombination aus Schafgarbe und Johanniskraut

Schafgarbe und Johanniskraut haben sich vor allem gegen Winterdepressionen bewährt.

▶ Zubereitung des Tees: Mischen Sie 20 g getrocknetes Johanniskraut und 20 g Schafgarbenkraut, übergießen Sie 2 TL dieser Mischung mit 1/4 l siedendem Wasser. 10 Minuten ziehen lassen und abseihen. Trinken Sie von diesem Tee über 1 bis 2 Wochen 2-mal täglich 1 Tasse.

Zusätzlich hilfreich – die richtige Ernährung

Bestimmte Gemüsesorten enthalten Substanzen, die den Flavonoiden des Johanniskrauts sehr ähnlich sind, und die die Stimmung günstig beeinflussen können. Dazu gehören vor allem querzetinreiche Pflanzen, wie beispielsweise:

▶ Gelbe Zwiebeln
▶ Grünkohl
▶ Kirschen
▶ Brokkoli

Sie sollten daher im Speiseplan von depressiven Menschen möglichst häufig berücksichtigt werden.

Durchfallerkrankungen

Zu den häufigsten Ursachen von Durchfall gehören Entzündungen und Infektionen im Darmbereich und psychische Belastungen wie Angst oder plötzlicher Schock. Auch Alkohol, Zigaretten und ständiger Missbrauch von Abführmitteln können zu dünnflüssigem Stuhl führen.

So hilft Johanniskraut

Johanniskraut wirkt beruhigend und angstlösend; deshalb kann es bei Durchfällen helfen, die durch psychische Erregungszustände hervorgerufen wurden. Außerdem enthält Hyperikum antibiotische Wirkstoffe, die vor allem im Darm wirksam werden. Manche Wissenschaftler bezeichnen das Johanniskraut auch als Gerbstoffdroge. Es muss damit den wirksamen Durchfallhemmern zugerechnet werden. Denn Gerbstoffe binden die Eiweißstoffe in der Darmschleimhaut und verwandeln sie in Substanzen, die von Darmparasiten nicht mehr verwertet werden können. Johanniskraut hilft also auch gegen Durchfall, der durch Infektionen verursacht wurde.

Wirksame Kräuterkombinationen

Pfefferminze und Johanniskraut
In leichteren Fällen von psychisch bedingtem Durchfall hilft ein Tee aus Pfefferminze und Johanniskraut.
▶ Zubereitung: Mischen Sie Pfefferminze und Johanniskraut zu gleichen Teilen. Übergießen Sie 2 TL der Mischung mit 1/4 l siedendem Wasser, 10 Minuten ziehen lassen und abseihen. Trinken Sie davon 3 Tassen pro Tag, bis der Durchfall verschwunden ist.

Durchfall zeigt an, dass etwas im Darm nicht stimmt. Meist ist er ein Zeichen dafür, dass der Körper den Verdauungstrakt reinigen, bestimmte Schadstoffe schnell abtransportieren will. Durchfall macht also durchaus einen Sinn, er ist zumindest in den ersten zwei Tagen kein Fall für starke und rasch wirkende Medikamente!

Kennzeichen für Durchfall

▶ Dünnflüssiger Stuhl

▶ Häufiger Stuhlgang, öfter als fünfmal pro Tag

▶ Oft Schleimbeimengung

▶ Krampfartige Unterleibsschmerzen

Lakritzwurzel, Kamille und Johanniskraut

Bei Darmentzündungen wie etwa der Dyspepsie der Säuglinge hilft ein Tee aus gleichen Anteilen Johanniskraut, Lakritzwurzeln und Kamille:

▶ Zubereitung: 2 TL der Kräutermischung werden mit 1 Tasse siedendem Wasser übergossen. 10 Minuten ziehen lassen und abseihen. Trinken Sie davon mindestens 3 Tassen pro Tag, Kinder können 2 Tassen täglich trinken. Ein Süßen des Tees ist überflüssig, da die Lakritze – auch Süßholz genannt – ausreichend Zucker enthält.

Kamille, Kümmel, Ringelblume und Johanniskraut

Bei Durchfall hilft eine Kombination von gerbstoffreichen, antibiotischen, entzündungshemmenden und gärungswidrigen Heilpflanzen.

▶ Zubereitung: Mischen Sie je 20 g Johanniskraut, Kamillenblüten und Kümmel sowie 10 g Ringelblumenblüten, und übergießen Sie 2 TL dieser Mischung mit 1 großen Tasse kochendem Wasser. 10 Minuten ziehen lassen, abseihen und jeweils zu den Mahlzeiten trinken!

Heidelbeeren und Johanniskraut

Heidelbeeren sind in der Volksmedizin als Heilmittel gegen Durchfallerkrankungen bekannt und bilden daher eine wirksame Ergänzung zur Johanniskrauttherapie. Zu ihren Wirkstoffen gehören:

▶ Pektine, die dem Darminhalt das Wasser entziehen

▶ Gerbsäuren, die in Zusammenarbeit mit den typischen Farbstoffen der Heidelbeere Entzündungen der Darmwand attackieren

▶ Vitamine C und A zur gezielten Verbesserung der Immunsituation in der Darmschleimhaut

Am besten gegen Durchfall wirken getrocknete Heidelbeeren, doch auch Heidelbeermarmelade kann durchaus sinnvoll sein.

Furunkel

Auslöser von Furunkeln, die im Unterschied zu den Aknepusteln im tieferen Hautgewebe sitzen, sind Infektionen am Haarbalg (meist durch Staphylokokken). Das Immunsystem schickt bestimmte Ab-

Mischungen aus Johanniskraut und Kamille sind bei Durchfallerkrankungen recht erfolgreich, da jede der beiden Heilpflanzen ein sehr breites Wirkungsspektrum besitzt.

Erkennungszeichen eines Furunkels

▶ Haselnuss- bis pflaumengroße, mitunter sehr schmerzhafte Knoten in der Haut, Haarbalgentzündung

▶ Besonders häufig an stärker beanspruchten Hautstellen:

in den Achselhöhlen, an den Pobacken, im Gesicht und im Nacken

▶ Im späteren Verlauf zeigt sich im Zentrum des Knotens eine eitrige Einschmelzung

wehrzellen, die Fresszellen, um die Bakterien abzutöten. Doch während diese normalerweise mit allen möglichen Krankheitserregern fertig werden, ziehen sie beim Kampf gegen die Staphylokokken häufig den kürzeren. Dadurch bildet sich unter der Hautoberfläche eine große Menge an Eiter, in dem sich neben den Fresszellen und Bakterien auch eingeschmolzenes Gewebe befindet. Die Eiterbildung ist umso ausgeprägter, je schwächer das Immunsystem ist. Furunkel sind also auch Zeichen einer geschwächten Körperabwehr.

So hilft Johanniskraut

Das Hyperforin des Krauts wirkt keimtötend, auch bei Furunkelbakterien. Es konnte allerdings bislang nur in frischem Johanniskraut nachgewiesen werden. Eine Teezubereitung aus getrocknetem Johanniskraut hat daher in der Furunkeltherapie keinen Sinn, das Mittel der ersten Wahl ist vielmehr das Johanniskrautöl. Mischen Sie das Öl nach den Rezepten im Kapitel »Darreichungsformen« (siehe Seite 26), oder besorgen Sie es sich in der Apotheke. Träufeln Sie einige Tropfen davon auf ein Leinentuch, das sie für einige Minuten auf die entzündete Hautpartie legen. Wenden Sie das Öl mehrmals am Tag an.

Teemischungen gegen Furunkel

Teemischungen aus verschiedenen Kräutern haben sich zur Unterstützung der Johanniskrauttherapie bestens bewährt. Diese Teemischungen trinken Sie dann zusätzlich zu den Johanniskrautanwendungen.

Beim Furunkel geht der Entzündungsprozess von einem infizierten Haarbalg aus, der Eiter mündet in einen Pfropf an der Hautoberfläche. Beim Karbunkel tritt der Eiter an mehreren Stellen an die Hautoberfläche, oft wird er begleitet von Fieber und Schwellungen der Lymphknoten; er sollte ärztlich behandelt werden.

Borretschmischung

Borretsch besitzt aufgrund seines Saponingehalts entzündungshemmende Eigenschaften.

▶ Zubereitung: Borretschblätter, Bittersüßspitzen und Sauerampferwurzeln werden zu gleichen Teilen gemischt. 1 EL dieser Mischung wird mit 1 großen Tasse siedendem Wasser übergossen. 10 Minuten ziehen lassen und anschließend abseihen. Trinken Sie von dem Tee 3 Tassen pro Tag.

Odermennigmischung

Die Gerbstoffe des Odermennigs wirken entzündungshemmend, die Blätter der Birke besitzen eine leicht desinfizierende Wirkung.

▶ Zubereitung: Odermennigblätter, Goldrutenspitzen, Klettenwurzeln und Birkenblätter zu gleichen Teilen mischen. 1 EL dieser Mischung wird mit 1 großen Tasse siedendem Wasser übergossen, 10 Minuten ziehen lassen und anschließend abseihen. Trinken Sie von dem Tee 3 Tassen pro Tag.

Stärken Sie Ihr Immunsystem

Furunkel sind ein sicheres Zeichen für ein geschwächtes Immunsystem. Tun Sie etwas, damit Ihre Abwehr wieder auf Trab kommt:

▶ Essen Sie täglich mindestens eine Frucht mit viel Vitamin C (z. B. Kiwi, Zitrone – am besten zusammen mit dem Fruchtfleisch – oder Orange)

▶ Gehen Sie täglich für mindestens eine halbe Stunde an die frische Luft.

▶ Waschen Sie sich jeden Morgen mit einem kalten Waschlappen. Ebenfalls immunstärkend sind Wechselduschen.

▶ Essen Sie weniger Süßigkeiten! Denn deren Einfachzucker raubt Ihnen wichtige Immunvitamine.

▶ Rauchen Sie? Bei einer akuten Furunkulose sollten Sie Ihrem Abwehrsystem zusätzliche Belastungen ersparen. Schränken Sie das Rauchen ein, oder hören Sie ganz damit auf. Denn Zigaretten rauben Ihrem Immunsystem wichtige Vitamine.

Furunkel in der Gesichtsregion – besonders an der Nase – sind ein Fall für den Arzt, sie dürfen keinesfalls ausgequetscht werden! Denn zwischen dem Venensystem dieser Hautbezirke und den Blutadern im Schädelinneren bestehen direkte Verbindungen, durch die sich die Entzündung umgehend in das Gehirn verlagern kann.

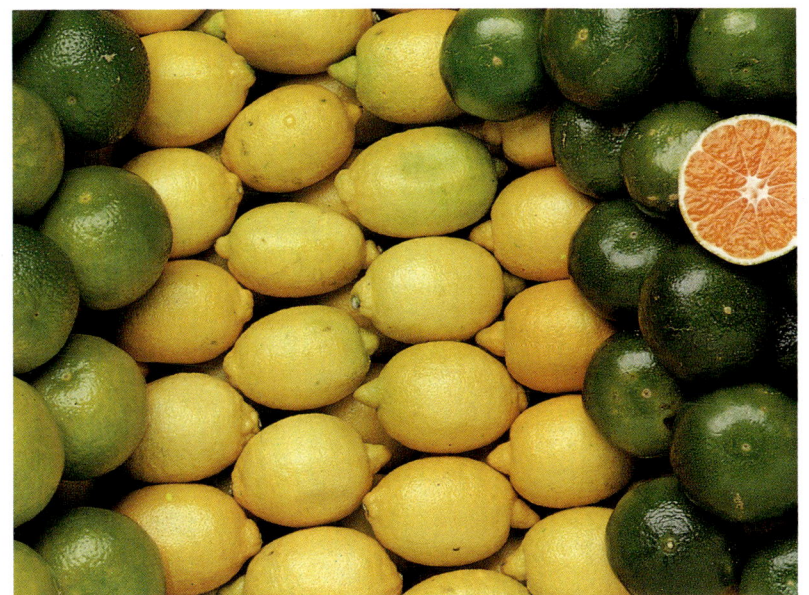

Nicht nur im Krankheitsfall braucht Ihr Immunsystem einen genügend großen Nachschub an Vitaminen, Mineralien und Spurenelementen. Versuchen Sie so oft wie möglich frisches Obst und Gemüse auf Ihren Speiseplan zu setzen. Die Vitamin-C-Versorgung unterstützen Sie am besten mit Zitrusfrüchten, die Sie mitsamt dem Fruchtfleisch verzehren sollten.

Gürtelrose, Herpes zoster

Symptome

▶ Die Gürtelrose beginnt mit starken brennenden Schmerzen entlang eines Nervenstrangs, betroffen sind vor allem der Oberkörper am Nacken und auf Höhe der unteren Rippen. Die Gürtelrose tritt in der Regel nur einseitig auf.

▶ Einige Tage später kommt es an diesen Stellen zum Bläschenausschlag, den sogenannten Zosterbläschen. Sie jucken stark, verkrusten schließlich und sind meistens nach sieben Tagen wieder verschwunden. Der Ausschlag auf Höhe der unteren Rippen, der sich wie ein Gürtel vom Bauchnabel hinten herum bis zur Wirbelsäule erstreckt, gab der Krankheit ihren Namen.

▶ Nach Verschwinden des Ausschlags können die oben beschriebenen Schmerzen noch mehrere Wochen – in schlimmen Fällen mehrere Monate – lang andauern.

Nicht kratzen! Die Bläschen der Gürtelrose können recht stark jucken. Sie sollten jedoch keinesfalls an ihnen kratzen, um das Risiko der Narbenbildung gering zu halten. Vertrauen Sie lieber dem Johanniskrautöl, denn das lindert den Juckreiz.

Ursachen

Ursache der Gürtelrose ist derselbe Parasit, der auch die Windpocken verursacht, nämlich das Varicella-zoster-Virus. Es verbleibt nach überstandenen Windpocken im Körper und dringt in die Nervenwurzeln von Hirnstamm oder Rückenmark ein. Dort wartet es viele Jahre lang auf seine Chance, bis es wieder aktiv wird und die Nervenstränge befällt. Immunschwäche, starke anderweitige Erkrankungen und psychische und körperliche Stresssituationen fördern seine Reaktivierung.

In einigen Fällen befällt das Zostervirus Nervenstränge im Bereich des Gesichts. Hier kann sich dann der Bläschengürtel vom Mund bis zur Stirn hinausziehen, es kommt zu starken Augenbeschwerden. In diesem Fall ist der Besuch beim Arzt unbedingt erforderlich!

Viel trinken!

Wie bei allen Infektionskrankheiten sollte auch bei der Gürtelrose sehr viel getrunken werden. Gut geeignet sind Gemische aus Fruchtsaft und Mineralwasser und natürlich Tee.

Leinöl

Ein Ratschlag aus Großmutters Zeiten: Tupfen Sie die betroffene Stelle mit einem Tuch ab, das zuvor in Leinöl getränkt wurde. Dadurch verringert sich der Juckreiz, der Ausschlag wird schneller abheilen.

So hilft Johanniskraut

▶ Mit seinen Flavonoiden zählt Hyperikum zu den Heilpflanzen, die gerade bei Viruserkrankungen stark antibiotisch wirken. Johanniskrautanwendungen vermögen also das Zostervirus direkt zu attackieren.

▶ Für viele Patienten sind die Schmerzen, die die Gürtelrose begleiten, viel schlimmer als der ebenfalls auftretende typische Bläschenausschlag. Insofern Johanniskraut hemmend in den Schmerzübermittlungsprozess im Nervensystem eingreift, besitzt es auch bei diesem Aspekt der Erkrankung relativ große Linderungsaussichten.

▶ Darüber hinaus lindert es den Juckreiz und stabilisiert den – gerade bei Gürtelrose oft beeinträchtigten – Schlaf.

So wird Johanniskraut richtig angewandt

▶ Teekur mit Johanniskraut

Sobald sich die ersten Schmerzen zeigen, sollten Sie mit einer Kur mit Johanniskrauttee beginnen, um die Schmerzen zu lindern. Trinken Sie dazu 3 Tassen pro Tag, jeweils nach den Mahlzeiten. Wenn sich die Bläschen zeigen, setzen Sie die Teekur ab, und beschränken Sie sich auf die Anwendung von Johanniskrautöl.

▶ Äußerliche Anwendung mit Johanniskrautöl

Das Öl des Johanniskrauts zählt zu den traditionellen Mitteln der Volksmedizin, um eine Gürtelrose in den Griff zu bekommen. Fangen Sie am besten gleichzeitig mit der Teekur damit an, 3-mal pro Tag einen Umschlag mit Johanniskrautöl auf die schmerzenden Stellen zu legen. Wenn sich dann der Bläschenausschlag zeigt, beenden Sie die Teekur und erhöhen dafür die Häufigkeit der Ölanwendung auf 5-mal pro Tag.

▶ Kräuterkombinationen

Alternativ zur reinen Johanniskrautanwendung kommt eine Teemischung aus Bockshornklee, Johanniskraut und Melisse (zu gleichen Teilen) infrage. Hier steht vor allem der beruhigende, juckreizlindernde Effekt im Vordergrund.

Wer von einer Gürtelrose betroffen ist, muss sich unbedingt schonen. Denn körperliche Anstrengung kann zu erheblichen und vor allem langwierigen Nervenschmerzen führen.

Eitrige Hautpickel

Die Hauptursache für entzündliche Hautpickel ist eine übermäßige Produktion der Talgdrüsen, die die Drüsengänge verstopft. Außerdem können sich auf fettiger Haut sehr leicht Krankheitserreger entwickeln. Es entstehen rote Hautpusteln mit mehr oder weniger stark ausgebildeten Eiterhügelchen, die zum Teil sehr schmerzhaft sind. Der Eiterherd heilt entweder von allein wieder ab, oder er bricht nach außen auf. Betroffen sind vor allem das Gesicht und der Rücken.

Die Arbeit der Talgdrüsen wird durch Hormone gesteuert; Pickel treten daher besonders in Zeiten hormoneller Unruhen (z.B. während der Pubertät, bei Einnahme der Antibabypille, im Regelzyklus) auf.

Chronische Akne mit starker Pustelbildung belastet den betroffenen Menschen nicht nur körperlich, sondern auch psychisch stark. Frei verkäufliche »Heilmittel« aus der Apotheke oder der Drogerie helfen in der Regel nur wenig. Schwere Akne ist daher ein Fall für den Hautarzt.

Gesichtsdampfbäder aus Johanniskraut

Hyperikum enthält entzündungshemmende und antiseptische Substanzen, die in dampfartiger Form auch tiefer sitzende Parasiten in den Hautporen erreichen können. Machen Sie täglich ein Dampfbad mit Johanniskrautblüten. (Die genaue Anleitung des Gesichtsdampfbades finden Sie auf Seite 92f.)

Die Johanniskraut-Heilerde-Maske

Heilerde hemmt Entzündungen und entfernt Talgabsonderungen, abgeschliffene Hautzellen und Bakterien von der Hautoberfläche. Sie erhalten Heilerde in der Apotheke.

▶ Anwendung: Mischen Sie das feinkörnige Pulver mit warmem Wasser und etwas Johanniskrautöl zu einem zähen Brei. Streichen Sie diesen etwa 1 bis 2 mm dick auf die betroffenen Hautstellen. Lassen Sie die Maske 20 bis 30 Minuten einwirken, danach entfernen Sie sie mit warmem Wasser.

> Johanniskraut besitzt bei der Behandlung von Herpes relativ gute Erfolgschancen, weil es gleich über mehrere Wirkstoffe gegen das Herpesvirus verfügt.

Herpes labialis, Lippenherpes

Hauptverantwortlich für die Entstehung der lästigen Bläschen ist das sogenannte Herpes-simplex-Virus Typ I. 90 Prozent der Bevölkerung sind von ihm befallen. Meistens befindet es sich in einem passiven Wartestadium. Doch in bestimmten Situationen wittert es seine Chance und wird aktiv. Dann kommt es zunächst zu einem Spannungs-

Günstige Situationen für Herpesviren

▶ Immunschwäche
▶ Ekelgefühle
▶ Starke Sonneneinstrahlung
▶ Stress

▶ Problematische Monatsregel
▶ Lippenstifte
▶ Fiebrige Erkrankungen
▶ Längeres Küssen

gefühl und leichtem Kribbeln auf der Lippe. Später erscheinen die typischen, schmerzhaften Herpesbläschen. In schweren Fällen kann das gesamte Gesicht mit Pusteln überzogen werden.

Nicht auf die leichte Schulter nehmen

Für chronisch Kranke kann das Herpesvirus durchaus gefährlich werden. Diabetiker etwa oder Krebspatienten mit schwachem Immunsystem haben dem Virus nicht viel entgegenzusetzen, so dass es sich nicht nur in den Lippen, sondern auch in anderen, zum Teil lebenswichtigen Organen ausbreiten kann.

So hilft Johanniskraut

Das Hyperizin des Johanniskrauts wirkt in hohem Maße antiviral, vor allem gegen Herpes simplex. Eine Untersuchung des Instituts für Virologie der Universität Essen zeigte, dass bereits geringe Dosierungen ausreichen, um das Virus zu vernichten, und noch geringere, um es an der Vermehrung zu hindern. Voraussetzung ist allerdings, dass sich der Patient für mindestens eine Stunde am Tag dem Tageslicht aussetzt – nur dann entfaltet Hyperizin seine antivirale Wirkung voll. Ebenfalls hemmende Wirkungen auf das Wachstum von Herpesviren besitzt der Johanniskrautwirkstoff Querzetin. Er wird bei bereits bestehender Infektion allerdings erst in hohen Dosierungen wirksam, entfaltet aber schon bei niedrigeren Dosierungen eine prophylaktische Wirkung.

So wird Johanniskraut eingesetzt

Am besten wirkt eine Johanniskrauttinktur. Man erhält sie entweder in der Apotheke, oder man stellt sie selbst her (siehe dazu Kapitel »Darreichungsformen«, Seite 26).

▶ Die Tinktur wird täglich mehrere Male mit einem Wattebausch auf die betroffenen Stellen getupft.

▶ Teekur: Täglich 2 Tassen Johanniskrauttee wirken vorbeugend gegen den Ausbruch von Herpesviren.

Die antiviralen Wirkungen von Hyperikum ließen die Hoffnung aufkommen, dass die Heilpflanze auch gegen das Aidsvirus HIV helfen könnte. Angeblich liegen auch schon entsprechende Erfahrungsberichte vor. Positive wissenschaftliche Studien zu dem Thema existieren jedoch noch nicht.

Tinktur aus Melisse und Johanniskraut

Bei hartnäckigen Herpesbläschen kann es sinnvoll sein, Johanniskrautöl mit der ebenfalls antiviral wirkenden Melisse zu kombinieren.

▶ Zubereitung: 10 g Melissenblätter und 5 g frische Johanniskrautblüten werden in 100 ml eines 70-prozentigen Alkohols gelöst und 5 Tage später abgeseiht. Diese Tinktur kann mehrmals täglich auf die betroffenen Stellen getupft werden.

Ergänzende Zinkwasserbehandlungen

Zink beschleunigt den Heilungsprozess der Herpesbläschen.

▶ Zubereitung: 4 g Zinksulfat werden in 100 ml abgekochtem, kaltem Wasser aufgelöst. Befeuchten Sie mit dieser Lösung einen Lappen oder einen Wattebausch, der dann am besten alle 30 bis 60 Minuten auf die erkrankten Lippen gelegt werden sollte.

Kräftigen Sie Ihr Immunsystem

Essen Sie weniger Fleisch und Süßigkeiten und dafür mehr Gemüse und Obst, um Ihr Immunsystem zu stärken! Besonders wichtig sind die Lieferanten des Beta-Karotins (Provitamin A) – vor allem Möhren, Kürbisse und Brokkoli – sowie die Lieferanten von Vitamin C – vor allem Kiwi, Paprika, Petersilie und Tomaten.

Herzschwäche

Bei der Herzschwäche (medizinisch Herzinsuffizienz) ist die Leistungsfähigkeit des Herzens stark herabgesetzt, so dass das ankommende Blut nicht mehr schnell genug zur Lunge oder in den Körper weiterbefördert werden kann. Infolgedessen kommt es zu Blutstauungen im Gewebe oder in der Lunge. Da zu wenig Blut aus den Venen aufgenommen wird, enthalten sie zu viel Blut. Die Folge: Der Druck steigt und presst Flüssigkeit ins Gewebe; es schwillt an.

Sofern Sie bereits Atem- und Herzprobleme bei normaler körperlicher Belastung (Spazierengehen, Schaufensterbummel) spüren, müssen Sie unbedingt den Arzt aufsuchen. Überhaupt bedarf Herzschwäche (Herzinsuffizienz) einer ärztlichen Diagnose, um ganz sicher Herzklappenfehler, Herzmuskelerkrankungen und Herzinfarkt als mögliche Ursachen auszuschließen.

So hilft Johanniskraut

▶ Es beruhigt.

▶ Es fördert den Schlaf.

▶ Es verringert die Herzfrequenz.

▶ Es schont den Herzmuskel, der nun weniger arbeiten muss.

▶ Seine Gerbstoffe stärken die Herzmuskulatur.

Tee aus Weißdorn und Johanniskraut

Der Weißdorn ist aus der modernen Pflanzenheilkunde gar nicht mehr wegzudenken. Man schätzt vor allem drei Wirkungen:

▶ Steigerung der Blutversorgung der Herzkranzgefäße und dadurch Verbesserung der Durchblutung und Sauerstoffversorgung des Herzmuskels

▶ Beeinflussung der Kalziumkonzentration in den Zellen des Herzmuskels und Steigerung der Auswurfkraft

▶ Stabilisierung des Herzrhythmus

Mit der Mischung aus Weißdorn und Johanniskraut besitzen wir ein Heilmittel, das dem Problem der Herzmuskelschwäche aus unterschiedlichsten Richtungen begegnet.

▶ Zubereitung des Tees: Mischen Sie Johanniskrautblüten sowie die Blätter, Blüten und Früchte des Weißdorns zu gleichen Teilen. Dann überbrühen Sie 2 TL der Mischung mit 1 großen Tasse siedendem Wasser. 10 Minuten ziehen lassen und abseihen. Trinken Sie morgens und abends jeweils 1 Tasse!

Begleitende Maßnahmen

Die Teekur sollte von einigen Maßnahmen flankiert werden, um den Therapieerfolg zu stabilisieren. Dazu gehören:

▶ Regelmäßige Bewegung: Dabei sollte das Herz etwa 20 Minuten mit einer Frequenz von 130 Schlägen pro Minute schlagen. Geeignete Sportarten sind Radfahren, Schwimmen, Aquajogging und Walking.

▶ Gewichtsreduktion: Das Herz hat es leichter, je weniger passive Körperfettmassen es zu versorgen hat.

Weißdorn und Johanniskraut erzielen keine Spontanerfolge. Die Wirkung tritt erst allmählich ein. Eine Teekur mit den beiden Kräutern muss daher über mindestens vier, besser sechs Wochen durchgehalten werden, um merkbare Erfolge zu erzielen.

▶ Wärme: Ziehen Sie sich immer warm an, vor allem aber an Händen und Füßen, damit der Körper dort nicht so viel Wärme abstrahlt und verliert. Dann belastet das Erwärmenmüssen dieser herzfernen Gliedmaßen Ihr Herz weniger.

Konzentrationsschwäche

Konzentrationsschwäche macht sich bemerkbar durch von Objekt zu Objekt springende Gedanken, Vergesslichkeit, Lernschwäche oder geistige Abwesenheit.

Sie kann körperliche und psychische Ursachen haben. Bei körperlichen Ursachen erhält das Gehirn zu wenig Sauerstoff und Nährstoffe, die Kontakte zwischen den einzelnen Hirnzellen laufen nicht optimal, weil es Störungen im Neurotransmitterhaushalt gibt. Solche körperlichen Funktionsstörungen können verursacht sein durch Stress, falsche Ernährung, Krankheiten oder genetische Defekte.

Bei körperlich bedingter Konzentrationsschwäche weist Johanniskraut relativ gute Therapiechancen auf.

Bei psychisch bedingter Konzentrationsschwäche kommt das Denken aufgrund innerer Konflikte oder falscher Denkmuster nicht zur Ruhe. Sie sollten versuchen, diese Konflikte zu erkennen und zu lösen. Wenn Ihre Bemühungen, Ihre Gedanken endlich einmal auf den Punkt zu bringen, nichts nützen, wenn auch das Erlernen einer Entspannungstechnik nicht die gewünschten Erfolge bringt, kann eine Psychotherapie nötig werden. Diese lässt sich jedoch sehr gut mit Johanniskrautanwendungen unterstützen.

Konzentrationsstörungen gehören mittlerweile zu den am weitesten verbreiteten psychischen Problemen. Der Grund: Viele Menschen verwechseln bei der Arbeit viel mit gut, setzen hektische Geschäftigkeit mit effektiver Produktivität gleich. Erfolg hat jedoch schließlich nur derjenige, der bei der Arbeit systematisch und gelassen bleibt.

Gewürze, die die Konzentration fördern

▶ Basilikum	▶ Kümmel
▶ Rosmarin	▶ Zimt
▶ Pfeffer	▶ Gewürznelke
▶ Bohnenkraut	▶ Thymian

Die Konzentrationskiller

▶ Zigaretten

Nikotin erhöht die Ausschüttung von Stresshormonen aus der Nebennierenrinde. Dadurch erhöhen sich der Pulsschlag und die Muskelspannung; es kommt zu vermehrter Schweißabsonderung und zu einer verringerten Durchblutung der Haut – all diese Symptome verhindern ein konzentriertes Arbeiten. Außerdem führen die Stresshormone unser Hirn in einen sogenannten Wahrnehmungstunnel. Das bedeutet, dass unsere Aufmerksamkeit angstvoll auf einen bestimmten Gegenstand oder eine bestimmte Person gerichtet wird. Diese Bündelung der Aufmerksamkeit darf jedoch nicht mit Konzentration verwechselt werden. Im Gegenteil! Der Wahrnehmungstunnel lenkt das Gehirn auf einen Reiz, indem er es von anderen Reizen abschottet. Die Konzentration hingegen bündelt die Geisteskräfte, indem sie möglichst viele Reize in einen Interessenbrennpunkt einbringt.

▶ Schwere Mahlzeiten

Deftige und fettreiche Mahlzeiten erfordern viel Blut in den Verdauungsorganen, was schließlich bei der Versorgung des Gehirns fehlt. Die richtige Ernährung für konzentriertes Arbeiten setzt auf Nahrungsmittel mit komplexen Kohlenhydraten (Müsli, Vollkornbrot, Obst, Gemüse), mit wenig Fleisch und möglichst ohne Süßigkeiten.

▶ Süßigkeiten

Der Einfachzucker in Süßigkeiten treibt den Blutzuckerspiegel kurzfristig nach oben, längerfristig drückt er ihn jedoch durch seinen Einfluss auf die Insulinausschüttung der Bauchspeicheldrüse nach unten. Dadurch gerät das Gehirn – als Zuckerverwerter Nummer eins unseres Körpers – in Versorgungsnöte.

▶ Energydrinks, Kaffee, Colagetränke und Alkohol

Diese Aufputschmittel sorgen kurzfristig für Wachheit, längerfristig schicken sie jedoch unser Gehirn in ein tiefes Konzentrationsloch. Große Mengen an Alkohol schädigen zudem die Hirnzellen.

Den richtigen Weg zu finden zwischen Gelassenheit und gebündelter Aufmerksamkeit ist entscheidend für die Konzentration. Johanniskraut wirkt gleichsam anregend wie entspannend und kann daher für die Konzentration eine wertvolle Hilfe sein.

▶ Unsystematisches Arbeiten

Viele Menschen klagen darüber, dass sie bis zu 50 Stunden in der Woche arbeiten, aber letzten Endes doch nie zu einem Ende kommen. Unternehmensberater und Psychologen erklären dieses Phänomen damit, dass die Betroffenen sich viele Arbeiten aufladen, jedoch über keinerlei Systematik verfügen, sie sinnvoll einzuteilen. Dadurch schwillt der Berg unerledigter Aufgaben an, die Terminnot wächst, und damit auch der konzentrationsfeindliche Stress. Durch den Konzentrationsmangel geht darüber hinaus noch mehr Systematik verloren, was wiederum den Stress fördert.

Das Wesen der Konzentration

Konzentration heißt, seine geistigen Kräfte auf ein bestimmtes Ziel zu bündeln, ohne dabei ängstlich und verspannt auf dieses Ziel fixiert zu sein. Wer beispielsweise bei der Arbeit unter Druck gesetzt wird, unter Terminnot steht, wird wohl all seine Gedanken nur darum kreisen lassen, die vorgegebenen Termine einzuhalten. Mit dem konzentrierten Arbeiten wird er dennoch Probleme haben. Der Grund dafür ist einsichtig: Er hat Angst, die Termine nicht zu schaffen. Angst jedoch verspannt, sie verkrampft den Geist – und ein verkrampfter Geist ist in seiner Leistungsfähigkeit eingeschränkt.

> Schreiben Sie sich auf, was Sie am nächsten Tag in welcher Reihenfolge erledigen wollen. Das Wichtigste steht ganz oben. Damit wird die Arbeit zwar nicht weniger, aber zumindest entfällt die ständige Angst, etwas vergessen zu können.

Der goldene Mittelweg zur Konzentration

▶ Finden Sie den Mittelweg zwischen geistiger Spannung und Gelassenheit.

▶ Seien Sie gespannt, aber nicht angespannt, auf gar keinen Fall verspannt.

▶ Bleiben Sie unverkrampft.

▶ Bündeln Sie Ihre Aufmerksamkeit auf einen Punkt.

▶ Geraten Sie bei Ablenkung nicht gleich in Rage.

▶ Machen Sie sich klar: Wenn Sie wirklich konzentriert arbeiten, kommen Sie nach einer kleinen Ablenkung auch schnell wieder rein.

▶ Johanniskraut kann Ihnen bei Ihren Bemühungen helfen.

So hilft Johanniskraut

Johanniskraut gehört mit Baldrian und Hopfen zu den seit alters bekannten pflanzlichen Beruhigungsmitteln. Es hat jedoch den beiden anderen Kräutern gegenüber einen entscheidenden Vorteil: Es orientiert das Gehirn nicht nur auf Entspannung, sondern auch auf freudige Erregung. Mit anderen Worten: Johanniskraut beruhigt, ohne müde zu machen; es entspannt, ohne dem Menschen dabei das Interesse für seine Umwelt zu rauben.

Verantwortlich für diese harmonisierenden Wirkungen des Johanniskrauts sind in erster Linie das Hyperizin sowie die beiden Flavonoide Querzetin und Querzitrin. Hyperizin sorgt dafür, dass im Gehirn weniger Dopamin zu Noradrenalin umgebaut wird. Der Botenstoff Dopamin verhindert, dass die Kommunikation zwischen den Gehirnzellen aus den Fugen gerät, dass es also zu übermäßigen Erregungen kommt. Die Flavonoide des Johanniskrauts schließlich bewirken, dass der als Glückshormon bezeichnete Botenstoff Serotonin in unserem Gehirn hinreichend aktiviert werden kann.

Das Wirkstoffprofil des Johanniskrauts blockiert also übermäßige Erregungen, sorgt aber auf der anderen Seite für Weltoffenheit und einen Sinnesapparat, der offen für alles ist. Eine bessere Voraussetzung zu konzentriertem Arbeiten lässt sich kaum denken.

Tee zur Unterstützung der Konzentration

Mittel der ersten Wahl ist der Johanniskrauttee. Wer geistig auf hohem Niveau arbeiten muss und dem ständig eine hohe Konzentration abverlangt wird, sollte täglich zwei Tassen davon trinken. Die erste am Morgen, etwa statt des obligatorischen Kaffees; die zweite am Nachmittag zwischen 14 und 16 Uhr, wenn biorhythmisch eine besonders große Gefahr besteht, in ein Müdigkeitsloch zu fallen.

Der Einsatz von Hyperikumpräparaten ist natürlich auch möglich. Sie sind jedoch in ihrer physiologischen Wirkweise dem Tee keinesfalls überlegen, können aber sehr schnell heruntergeschluckt werden. Der heiße Tee hingegen muss über eine geraume Zeit getrunken werden:

Immer mehr Menschen wissen den Wert einer nachmittäglichen Teepause zu schätzen. Sie reißt uns für eine Weile aus der Arbeit heraus, und lässt uns wieder geistige Kräfte sammeln. Johanniskrauttee verstärkt diesen Effekt noch.

Man schlürft ihn, lässt ihn sich schmecken, er überredet also dazu, sich Zeit für ihn zu nehmen. Ein entscheidender Vorteil gegenüber den anderen Präparaten! Denn der konzentrationsfördernde Wert einer Teepause darf nicht unterschätzt werden. Schließlich hat der Johanniskrauttee auch noch den Vorteil, dass er leicht bitter schmeckt und dadurch über das Geschmackszentrum ein regelrechtes Wake-up-Signal in unserem Gehirn erklingen lässt.

Kopfschmerzen

Sogenannte Spannungskopfschmerzen haben meistens psychische Ursachen. Sie entstehen vor allem unter Leistungsdruck auf oder in kritischen gesellschaftlichen Situationen. Viele Patienten berichten davon, dass sie ihren Schmerz immer dann bekommen, wenn ihnen gerade etwas ganz besonders peinlich ist.

Der Schmerz verteilt sich, vom Hinterkopf kommend, diffus über die gesamte Schädeldecke. Die Patienten beschreiben das Gefühl oft so: Sie kommen sich vor, als hätten sie einen zu klein geratenen Helm aufgesetzt, oder als wäre ihr Schädel in einem Schraubstock gefangen. Nachts lassen die Schmerzen meist nach.

Sonderfall Migräne

Migräne trifft vor allem kopfgesteuerte Menschen mit übersteigertem Hang zum Zerdenken. Kindermigräne wird hauptsächlich durch Überlastungen wie langes Fernsehen und Computerspielen, ausgelöst. Wenn allerdings Kinder beinahe täglich, vor allem nach den Mahlzeiten, unter schmerzhaften Migräneattacken leiden, kann eine Unverträglichkeit in Bezug auf bestimmte Nahrungsmittel vorliegen.

Als Migräneauslöser Nummer eins gelten Konservierungsstoffe und Lebensmittelfarbstoffe, die sich besonders in süßen Getränken (Limonade, Cola), Naschwaren (z. B. Gummibärchen) und Dosenmahlzeiten befinden. Bei einer Migräne handelt es sich meist um einen halbseitig auftretenden Kopfschmerz. Begleitsymptome können Übelkeit, Er-

---

Nehmen Sie weniger Fleisch, dafür mehr Fisch in Ihren Speiseplan auf. Der Grund: Schmerz- und Entzündungssubstanzen werden meist aus der sogenannten Arachidonsäure gebildet, einer Fettsäure, die vor allem in Fleisch enthalten ist. Essen Sie daher lieber Fisch (mit Ausnahme von Aal, denn der enthält auch sehr viel Arachidonsäure).

---

brechen, Lichtempfindlichkeit sowie Seh- (z. B. Augenflimmern) oder Sprachstörungen sein. Bei einigen Patienten kündigt sich die eigentliche Schmerzattacke vorher durch eine sogenannte Aura an: Sternchen vor den Augen, Einschränkung des Gesichtsfeldes, Schwindel, Hautkribbeln oder Sprachprobleme.

So hilft Johanniskraut

Johanniskraut fördert die Entspannung des gesamten Nervensystems. Dadurch bietet es besonders bei Spannungskopfschmerzen eine wertvolle Hilfe. Darüber hinaus erhöhen die Flavonoide des Johanniskrauts die Aktivität von Serotonin, das in unserem Körper die Freisetzung von schmerzlindernden Substanzen anregt.

Tee bei Spannungskopfschmerzen

Bei Spannungskopfschmerzen empfiehlt sich eine Kur mit Johanniskrauttee. Hierdurch wird längerfristig eine Entspannung des Nervensystems erzielt und damit auch eine Entspannung der Muskeln im

Spannungskopfschmerzen befallen jährlich etwa 88 Prozent der Frauen und 69 Prozent der Männer, Migräne trifft 25 Prozent der Frauen, hingegen nur acht Prozent der Männer.

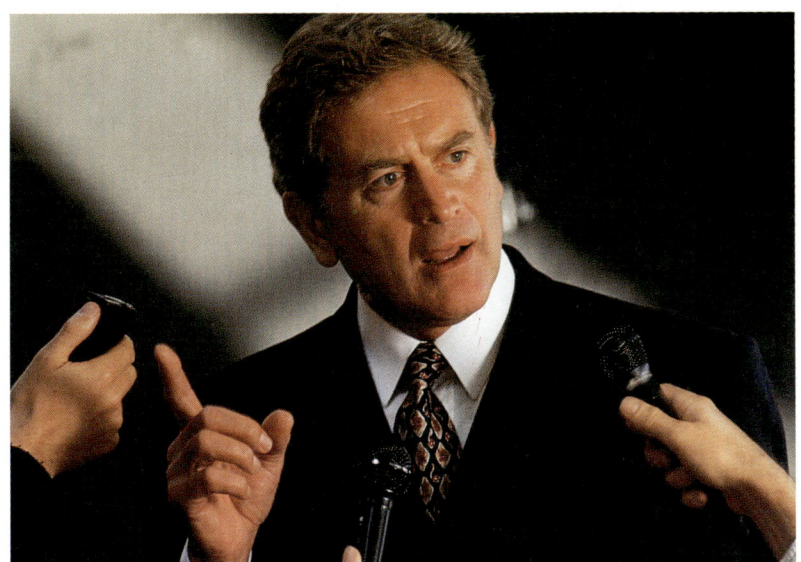

Wer ständig unter Druck steht, dauernd unter höchster Anspannung arbeiten muss, und nie Zeit hat, seinen Kopf mal wieder frei zu bekommen, der ist ein Kandidat für Spannungskopfschmerzen. Entspannungstraining und eine Kur mit Johanniskrauttee können hier helfen.

Inzwischen gibt es in Apotheken fertige Roller mit Pfefferminzöl (der Firma Neumond), mit denen man das heilende Öl bei Kopfschmerzen hervorragend auf die Schläfen auftragen kann.

Nacken- und Kopfbereich. Trinken Sie täglich zwei Tassen Tee, eine am Morgen und eine am späten Nachmittag. Die ersten Erfolge sollten sich nach etwa drei bis vier Wochen einstellen. Die Kur kann ohne weiteres zwei Monate dauern; es schadet auch nicht, wenn Sie in Zukunft für immer den Kaffee am Morgen durch eine Tasse Johanniskrauttee ersetzen.

Johanniskrautkapseln bei Migräne

Die Migräne kommt in Schüben. Sollte sie sich bei Ihnen durch Symptome wie Augenflimmern oder Hautkribbeln ankündigen, nehmen Sie sofort beim ersten Auftreten der Symptome eine oder zwei Kapseln Hyperikumextrakt (je nach Dosierungsvorschrift des betreffenden Präparates). Damit gelangen die schmerzhemmenden Flavonoide am schnellsten in Ihren Blutkreislauf. Zwei Stunden später wiederholen Sie die Anwendung.

Zusätzlich hilfreich – Pfefferminzöl

Jüngste Untersuchungen zeigen, dass Pfefferminzöl – oberhalb der Schläfen leicht einmassiert – Kopfschmerzattacken ihre Schärfe nehmen kann. Es hat eine ähnliche Wirksamkeit wie die gängigen Schmerzmittel Azetylsalizylsäure (ASS, Aspirin) und Parazetamol. Mit Pfefferminze und Johanniskraut besitzt man eine wirkungsvolle Pflanzenkombination zur Behandlung von Schmerzen im Kopfbereich.

Auch wenn Gastritis nicht mehr den engen Zusammenhang zu psychischen Belastungen hat, wie lange vermutet wurde, kann das Johanniskraut aufgrund seines hohen Gerbstoffgehaltes eine wirksame Therapiehilfe sein.

Magenschleimhautentzündung, Gastritis

In leichteren Fällen macht sich eine Magenschleimhautentzündung durch Sodbrennen, Völlegefühl (obwohl nichts gegessen wurde), Aufstoßen und Appetitlosigkeit bemerkbar. In schweren Fällen kommt es zu Schmerzen im Oberbauch sowie zu Magenkrämpfen, Durchfall, Blähungen oder zu Verstopfung. Nach stärkerem Alkoholgenuss besteht die Neigung zum Erbrechen.

Ursachen einer Magenschleimhautentzündung

► Biologisch: Helicobacter pylori, eine Bakterienart, der auch die hohen Säurewerte in den Magenwänden nichts ausmachen, gilt mittlerweile als Hauptauslöser der Gastritis. Immunschwäche – hervorgerufen etwa durch psychische Belastungen, Zigaretten und falsche Ernährung – erleichert den Krankheitserregern ihre Arbeit.

► Psychisch: Bestimmte seelische Faktoren begünstigen den Ausbruch der Magenschleimhautentzündung. Hier sind vor allem Stress, Zukunftsängste sowie unterdrückte bzw. frustrierte Rachegelüste und Aggressionen zu nennen.

► Drogen: Große Mengen an Alkohol und Nikotin bringen die Balance von schützenden und ätzenden Säften im Magen durcheinander. Dadurch werden die Magenwände strapaziert, so dass den Heliobacterbakterien ihre zerstörerische Arbeit erleichtert wird.

So hilft Johanniskraut

Johanniskraut wirkt beruhigend und angstlösend, vermag dadurch bei einer Gastritis zu helfen, die im Zusammenhang mit diesen psychischen Erregungszuständen aufgetreten ist. Zudem zählt Johanniskraut zu den Pflanzen mit überdurchschnittlich hohem Gehalt an Gerbstoffen. Diese binden die Eiweißstoffe in der Magenschleimhaut und verwandeln sie in Substanzen, die von schädlichen Bakterien nicht mehr verwertet werden können.

Auch einige Medikamente können die Magenschleimhaut angreifen und dem Bakterium Helicobacter pylori sein Werk erleichtern. Diese Nebenwirkung tritt in der Regel aber erst nach längerer Einnahmedauer auf. Vor allem bei Schmerz- und Antirheumamitteln, Kortison und Antibiotika müssen Sie aufpassen.

Meiden Sie unverträgliche Speisen

► Kaffee (auch entkoffeinierter Kaffee!)

► Lebensmittel mit einem hohen Gehalt an ätherischen Ölen (z. B. Zwiebeln)

► Frittierte Speisen

► Stark gewürzte Mahlzeiten (vor allem Pfeffer und Chili!)

► Fetthaltiges Essen wie Sahnekuchen, Vollfettkäse, Dauerwurst, Braten und deftige Saucen

Safran und Johanniskraut gegen leichte Gastritis

In leichteren, psychisch bedingten Fällen von Gastritis hilft ein Tee aus Johanniskraut und Safran.

▶ Mischen Sie 50 g Hyperikum mit 10 g Safranfäden. Zur geschmacklichen und aromatischen Verbesserung geben Sie noch 15 g Lavendelblüten hinzu. Übergießen Sie 3 EL der Mischung mit 1 l kochendem Wasser. 10 Minuten ziehen lassen und abseihen. Trinken Sie über den ganzen Tag verteilt kleine Portionen dieses Tees.

Weitere Kombinationen mit Johanniskraut

Eine wirksame Hilfe bei leichteren Fällen von Gastritis unklarer Ursache ist ein Teegemisch aus echtem Alant und Johanniskraut.

▶ Zubereitung: Mischen Sie dazu 40 g der Alantknollen mit 10 g Hyperikum. 2 TL der Mischung mit 1 Tasse siedendem Wasser übergießen, 10 Minuten ziehen lassen und abseihen. Trinken Sie den Tee jeweils zu den Mahlzeiten.

Kombinationen aus Fenchel und Johanniskraut eignen sich gegen zahlreiche Beschwerden, so auch gegen Gastritis. Hyperikum wirkt vor allem durch seine Gerbstoffe, Fenchelsamen beruhigen die Magenwände durch das in ihnen enthaltene Öl.

▶ Zubereitung: Mischen Sie beide Kräuter zu gleichen Teilen, und übergießen Sie dann 2 TL dieser Mischung mit 1 großen Tasse siedendem Wasser. 5 bis 8 Minuten ziehen lassen und abseihen. Trinken Sie den Tee nach den Mahlzeiten!

Menstruationsbeschwerden

Starke und schmerzhafte Menstruationsblutungen können zahlreiche Ursachen haben, wie etwa Drüsenstörungen, Endometriose (gutartige Wucherung von Zellen der Gebärmutterschleimhaut außerhalb der Gebärmutter), krankhafte Veränderungen von Eierstöcken oder Gebärmutter, sowie psychische Belastungen wie Stress, Angst und Part-

Alant war schon den antiken Römern als wirksames Magenmittel bekannt. Darüber hinaus wurde es auch als Abführmittel und zur Anregung der Menstruation benutzt.

Ängste verstärken über die Verspannung der Muskeln die Regelschmerzen zum Teil dramatisch. Durch Johanniskraut können sie gemildert werden.

nerschaftskonflikte. Besonders häufig ist zu beobachten, dass eine Frau, die einmal Menstruationsbeschwerden hatte, anschließend große Ängste vor der nächsten Regelblutung entwickelt und dadurch verkrampft, was wiederum das Risiko von Menstruationsbeschwerden stark erhöht.

So hilft Johanniskraut

Johanniskraut lindert die krampfartigen Schmerzen im Unterleib und dämpft möglicherweise vorhandene Ängste gegenüber der Monatsregel; es kann allerdings nichts gegen krankhafte Veränderungen wie etwa Wucherungen der Gebärmutterschleimhaut unternehmen. Hyperikum wirkt angstdämpfend und entspannend. Darüber hinaus regt das Kraut den Körper zur Ausschüttung von schmerzhemmenden Substanzen an.

So wird Johanniskraut richtig eingesetzt

Die angstdämpfenden Wirkungen des Johanniskrauts entfalten sich erst bei längerer Anwendung. Es ist also kein Erste-Hilfe-Mittel, das unmittelbar vor oder während der Regelblutung zum Einsatz kommt, sondern ein Medikament für die längerfristige Behebung von ängstlichen Verspannungen. Beginnen Sie mit einer Kur aus Johanniskrauttee. Trinken Sie zwei bis drei Tassen pro Tag, am besten zu den Hauptmahlzeiten.

Kräutertee gegen starke Monatsblutung

Ist Ihre Monatsblutung sehr stark, kann Ihnen folgende Teemischung aus dem blutstillendem Hirtentäschelkraut und Ackerschachtelhalm helfen.
▶ Zubereitung: Jeweils 1 TL Hirtentäschelkraut und Ackerschachtelhalm mit 1 großen Tasse siedendem Wasser übergießen. 10 Minuten ziehen lassen, abseihen. Trinken Sie 2-mal täglich von dem Tee, und beginnen Sie bereits 1 bis 2 Tage vor dem erwarteten Regeltermin.

Bewegung wirkt entspannend auf verkrampfte Muskulatur: Die Regelschmerzen werden geringer. Gemeint ist allerdings kein ungewohnt anstrengender Sport. Versuchen Sie es einmal mit einem Spaziergang oder lockerer Gymnastik.

Sollten Sie immer wieder unter starken und schmerzhaften Periodenblutungen leiden, empfiehlt sich zwecks näherer Diagnose ein Besuch beim Frauenarzt.

Magnesiumreiche Kost als ergänzende Maßnahme

Magnesium wirkt krampflösend. Deswegen sollten Ihre Speisen viel von diesem Mineralstoff enthalten. Sie finden Magnesium vor allem in Obst und Gemüse, in Nüssen und Vollkorn. Unmittelbar vor der Menstruation sollten Frauen, deren Regelblutungen sehr schmerzhaft verläuft, Magnesiumpräparate einnehmen.

Muskelzerrung

Zerrungen sind besonders häufig bei Muskeln, die über mehrere Gelenke ziehen (wie etwa Waden-, Oberschenkel- und Oberarmmuskeln). Schlechtes Aufwärmen, kalte Umgebungstemperaturen, Stress, bestehende Infekte und Muskelkater begünstigen die Entstehung von Muskelverletzungen. Zu den Sportarten mit relativ hoher Zerrungsquote gehören Fußball, Handball sowie Kurzstreckenläufe (Sprints), Hürdenläufe und Sprungdisziplinen der Leichtathletik.

Daran erkennen Sie eine Muskelzerrung

▶ Im Moment des Auftretens ein leichtes Ziehen, oder eine Art Reißruck im betroffenen Muskel – je nach Schwere der Verletzung.
▶ Einige Minuten nach dem Verletzungseintritt kommt es zu Verkrampfungen; der Sportler meint, dass der betroffene Muskel irgendwie zu kurz geworden sei.
▶ Einige Stunden später kann es zu einer Verfärbung an der gezerrten Stelle kommen; sofern auch eine Unterbrechung im Muskelverlauf spürbar sein sollte, muss der Arzt hinzugezogen werden.

So hilft Johanniskrautöl

Johanniskrautöl wirkt kühlend und schmerzlindernd, eignet sich daher für die Behandlung von Muskelzerrungen innerhalb der ersten 48 Stunden. Es fungiert im Prinzip als Ersatz für die Kältetherapie per

Muskelzerrungen können eine sehr unterschiedliche Ausprägung zeigen. Sollten Sie sehr starke Schmerzen haben oder eine Unterbrechung im Muskelverlauf spüren, müssen Sie unbedingt einen Arzt – am besten einen Orthopäden – aufsuchen.

Erste Hilfe bei Muskelzerrungen

▶ **Kältekompressen**

Sie sollten unmittelbar nach Verletzungseintritt zum Einsatz kommen.

Kälte verhindert Schwellungen und wirkt schmerzlindernd. Wickeln Sie ein paar Eiswürfel in ein Handtuch, und pressen Sie es auf die schmerzende Stelle.

Die Kälteanwendung sollte mindestens 30 Minuten dauern, und auch später immer wieder für längere Zeit wiederholt werden.

Füllen Sie neues Eis nach, wenn sich die Kompresse zu erwärmen beginnt.

▶ **Ruhigstellen**

Auch wenn man im Leistungssport immer wieder das Gegenteil beobachten kann: Ruhigstellen zählt zu den wichtigsten Erste-Hilfe-Maßnahmen bei einer Zerrung. Denn ein verletzter Muskel ist nur noch bedingt einsatzfähig und besonders anfällig für schwere Verletzungen wie etwa Muskelrisse.

▶ **Hochlagern**

Lagern Sie das betroffene Körperteil hoch, um Blutstau und Schwellungen im Verletzungsgebiet möglichst gering zu halten.

In der akuten Phase einer Muskelverletzung geht es darum, Blutungen und Schwellungen zu verhindern – dabei hilft das kühlende und Gefäße zusammenziehende Johanniskrautöl. Nach 48 Stunden beginnt der zweite Heilungsabschnitt: Gesteigerte Durchblutung beschleunigt den Abtransport von Zellresten und geronnenem Blut. Dabei hilft Rosmarinöl.

Eisbeutel oder kaltem Wickel, die ja nicht immer und überall durchgeführt werden kann. Deshalb gehört Johanniskrautöl in jede Sporttasche. Verteilen Sie das Öl alle zwei Stunden behutsam auf die betroffenen Stellen. Nicht einreiben und nicht einmassieren, denn eine frische Muskelverletzung reagiert sehr anfällig auf mechanische Reize.

Rosmarinöl für die Folgebehandlung

Im Unterschied zu Johanniskrautöl wirkt das Öl des Rosmarins wärmend und durchblutungsfördernd. Dadurch eignet es sich zur Behandlung, wenn die akuten Schwellungssymptome abgeklungen sind und es gilt, den Heilungsverlauf zu beschleunigen. Rosmarinöl sollte alle zwei Stunden in den betroffenen Muskel einmassiert werden. Danach sollten Sie versuchen, ihn vorsichtig zu dehnen.

Nervosität, vegetative Dystonie

Nervosität kann viele Ursachen haben. Häufig verbergen sich dahinter ungelöste innere Konflikte aus der Kindheit, die im Unbewussten nachwirken. Weitere Ursachen sind Ängste, geistige und körperliche Überanstrengung und übermäßiger Zigarettenkonsum.

Mögliche Komplikationen

Werden die nervösen Zustände nicht beizeiten abgebaut, können sie chronisch werden und sich schließlich in ernsthaften Funktionsstörungen niederschlagen.

▶ Die vermehrte Ausschüttung von Stress- und Angsthormonen treibt die Blutfettwerte nach oben und begünstigt arteriosklerotische Veränderungen an den Blutgefäßen.

▶ Die ständige Blockierung der Verdauungsvorgänge kann zu Verstopfung führen.

▶ Der trockene Mund ist ein Zeichen von gedrosselter Speichelsekretion. Mit dem desinfizierenden und vorverdauenden Speichel fehlt jedoch gleichzeitig ein wichtiger Hygienewärter des Mundraums.

Leiden Sie in letzter Zeit an Durchfall, an Kopfschmerzen oder Nackenbeschwerden? Schlucken Sie nicht einfach nur die entsprechenden Medikamente dagegen. Prüfen Sie, ob diese Beschwerden nicht die Folgen einer von Ihnen noch nicht bemerkten Nervosität sind.

Erkennbare organische Erkrankungen bestehen bei der vegetativen Dystonie nicht!

Symptome einer vegetativen Dystonie

Körperlich
▶ Atembeschwerden
▶ Herzklopfen
▶ Herzbeklemmung
▶ Magendruck
▶ Rückenschmerzen
▶ Schlafstörungen
▶ Sexuelle Lustlosigkeit
▶ Trockener Mund
▶ Übermäßige Schweißbildung (vor allem an Händen und Füßen)
▶ Zittrige Augenlider

▶ Mundtrockenheit
▶ Zittrige Hände
▶ Häufig: Kopfschmerzen
▶ Selten: Herzstolpern
▶ Selten: Impotenz
▶ Selten: Ohrensausen

Psychisch
▶ Konzentrationsschwäche
▶ Leichte Ermüdbarkeit
▶ Unruhe

▶ Aus der ständigen Anspannung der Muskulatur können Muskelschmerzen entstehen. Besonders gefährdet sind die Muskeln im Rücken-, Nacken- und Kopfbereich.

▶ Die ständig schweißnassen Füße fördern das Wachstum von Fußpilz.

So hilft Johanniskraut

Johanniskraut wurde schon von den Ärzten der Antike zur Behandlung nervöser Symptome eingesetzt. Neuere Untersuchungen beweisen die ebenso gezielte wie rasche Wirkung des Johanniskrauts bei der vegetativen Dystonie. Zu regelrechten Spontanerfolgen binnen weniger Tage kommt es bei den typischen Symptomen Verstopfung, Mundtrockenheit, übermäßiger Schweißbildung und Händezittern.

Mittlerweile steht fest, dass nicht ein einzelner Wirkstoff des Johanniskrauts bei vegetativer Dystonie hilft. Die Wirkung beruht auf der Gesamtheit der Inhaltstoffe, wobei dem Hyperizin, den Flavonoiden und den Gerbstoffen dominierende Rollen zukommen.

So setzen Sie Johanniskraut richtig ein

Trinken Sie täglich zwei bis drei Tassen Johanniskrauttee. Am besten trinken Sie den Tee jeweils zu den drei Hauptmahlzeiten. Die letzte Tasse sollte nicht nach 19 Uhr getrunken werden.

Neuralgien, Nervenschmerzen

Ursachen

Nervenschmerzen können durch Reizung oder Schädigung von Nerven entstehen. Stoffwechselkrankheiten wie Gicht und Diabetes, die das Säure-Basen-Gleichgewicht des Organismus ins saure Milieu verschieben, können ebenfalls in eine Neuralgie münden.

Oft sind jedoch Neuralgien psychosomatischer Natur. Einige Psychotherapeuten und Ärzte interpretieren vor allem die bekannte Trigemi-

Bei Nervosität wegen beruflicher oder privater Konfliktsituationen hat sich vor allem eine Kombination aus Johanniskraut und Baldrian bewährt. Mischen Sie beide Kräuter zu gleichen Teilen, und bereiten Sie sich daraus einen Tee. Trinken Sie ihn zweimal pro Tag.

nusneuralgie als die körperliche Umsetzung des Gefühls, stets zu den Ins-Gesicht-Geschlagenen zu gehören. Nicht umsonst sind Trigeminusneuralgien bei depressiv veranlagten Menschen besonders häufig anzutreffen.

Neuralgien zeigen sich mit heftigen Schmerzschüben, die am betroffenen Nerv entlangführen. Bei der Trigeminusneuralgie kann das Sehvermögen eingeschränkt sein.

So hilft Johanniskraut

Johanniskraut bekämpft Neuralgien auf zweierlei Art:
▶ Einerseits hebt es die Stimmungslage des Patienten. Als wirksames Antidepressivum befreit es ihn von dem permanenten Gefühl, ständig das Gesicht zu verlieren und verletzt zu werden. Einschränkend muss jedoch gesagt werden, dass durch Johanniskraut natürlich keine tiefen inneren Konflikte gelöst werden können. Die Chancen des Krauts sind dann am größten, wenn die depressive Stimmungslage physiologisch (z.B. durch Ernährungs- oder Lichtmangel) bedingt oder nur vorübergehender Natur ist.
▶ Auf der anderen Seite wirkt Johanniskraut direkt auf die Signalübermittlungen im Nervensystem. Es unterstützt vor allem die Arbeit der hemmenden Botenstoffe. Das bedeutet konkret, dass Johanniskraut wie ein Filter wirkt, der das Nervensystem vor – möglicherweise schmerzhaften – Übererregungen schützt.

So wird Johanniskraut richtig angewandt

Die Kombination aus Johanniskrauttee und -tinktur hat sich bei einer Neuralgie bewährt.
▶ Anwendung: Trinken Sie täglich 2 bis 3 Tassen Johanniskrauttee. Zusätzlich legen Sie morgens und abends einen Umschlag auf die schmerzende Stelle, der zuvor mit einer Mischung aus 1 Teil Johanniskrauttinktur und 2 Teilen Wasser getränkt wurde. Erwarten Sie keine schnellen Resultate! Johanniskrautanwendungen brauchen ihre Zeit, um Erfolg zu zeigen.

Vor der Selbsttherapie einer Neuralgie sollte die ärztliche Diagnose stehen. Denn so manche angebliche Trigeminusneuralgie stellt sich bei näherem Hinsehen als bloßer Stirn- oder Kieferhöhleninfekt heraus.

Neuralgien bereiten starke Schmerzen, was natürlich die Gefahr des Schmerzmittelmissbrauchs erhöht. Dabei machen die handelsüblichen Schmerzmittel bei Neuralgien keinen Sinn! Sie wirken viel zu langsam, können also unmöglich direkt auf einen akuten Neuralgieanfall reagieren.

Schlafstörungen

Schlafstörungen können von Krankheiten, Medikamenten sowie von übermäßigem Alkohol- und Zigarettenkonsum verursacht werden. Jedoch auch eine schwer verdauliche Abendmahlzeit, Stress und Überforderung sowie unbewusste Ängste liegen manchen Patienten so schwer im Magen, dass sie ihm den Schlaf rauben. Hier kann Johanniskraut als Angsthemmer und Verdauungsförderer mit gutem Erfolg eingesetzt werden.

Alt bewährt und lang erprobt

Die Volksmedizin setzt Johanniskraut schon sehr lange zur Bekämpfung von Schlaflosigkeit ein. Sein therapeutischer Wert besteht darin, dass es den gestörten Melatoninspiegel wieder in Ordnung bringt. Schlaflosigkeit wird nämlich physiologisch oft dadurch verursacht, dass die Zirbeldrüse nachts zu wenig Melatonin ausschüttet. Dieser Botenstoff ist hauptverantwortlich für einen rhythmischen und erholsamen Schlaf (wenn das Gehirn Tageslicht registriert, wird die Melatoninausschüttung gestoppt, der Mensch erwacht). Durch Johanniskraut wird das Melatonindefizit in der Nacht ausgeglichen.

Das wirklich Bemerkenswerte am Johanniskraut besteht darin, dass es Schlaflosigkeit beseitigt, ohne müde und schläfrig zu machen. Man kann also durchaus abends um 18 Uhr einen Johanniskrauttee trinken, ohne Angst haben zu müssen, nicht länger als bis 20 Uhr wachbleiben zu können.

Schlaflosigkeit ist zur Volkskrankheit geworden. Mittlerweile leiden etwa 30 Prozent der deutschen Bevölkerung an Schlaflosigkeit. Die Schlafforschung geht davon aus, dass die Hälfte von ihnen behandlungsbedürftig ist.

Typen von Schlafstörungen

Schlafstörungen können in drei Typen aufgeteilt werden:

▶ Typ 1: Einschlafstörungen

▶ Typ 2: Durchschlafstörungen

▶ Typ 3: Ausschlafstörungen

Alle drei Typen können auch in Kombination auftreten, doch dass jemand in der Nacht wirklich »kein Auge zukriegt« – wie oft behauptet wird – ist überaus selten.

Machen Sie eine Johanniskrautkur

Gegen Schlaflosigkeit hilft eine Kur mit Johanniskrauttee. Trinken Sie zwei bis drei Tassen täglich, möglichst zu den großen Mahlzeiten. Bei dieser Kur geht es darum, längerfristig für einen natürlichen Verlauf Ihres Melatoninspiegels zu sorgen. Dazu müssen die Wirkstoffe des Johanniskrauts Tag und Nacht im Blut auf einem möglichst hohen Niveau vorhanden sein. Das erreichen Sie am besten, wenn Sie den Tee über den ganzen Tag verteilt trinken.

Johanniskraut bekämpft die Schlaflosigkeit längerfristig, indem es den natürlichen Schlafrhythmus wieder herstellt. Für schnell wirkende Schlummergetränke sind Baldrian und Hopfen besser geeignet.

Verbrennungen ersten Grades

Bei Verbrennungen handelt es sich um Entzündungen bzw. Gewebeschäden, die durch große Hitze hervorgerufen werden. Therapiemaßnahmen müssen also in erster Linie kühlen und überschießende Entzündungsreaktionen verhindern helfen.

Erste Hilfe bei leichten Verbrennungen

▶ Am besten ist es, das verbrannte oder verbrühte Körperteil umgehend für ca. fünf Minuten unter fließendes kaltes Wasser zu halten, da hierbei neben der Kühlung auch mögliche Keime ausgespült werden.
▶ Umwickeln Sie dann die betroffene Stelle mit kalten Lappen. Lassen Sie sie mindestens 15, besser 30 Minuten auf der verbrannten Hautstelle. Das verengt die Blutgefäße und lindert die Schmerzen.
▶ Ist die Verbrennung oder Verbrühung durch die Kleidung hindurch erfolgt, sollte sie entfernt werden. Das gilt allerdings nicht, wenn sie mit der Brandwunde verklebt ist.

Wenn die Haut nässt, Brandblasen entstehen, oder sich eine weiße Färbung mit tiefer Schorfbildung zeigt, handelt es sich um eine Verbrennung eines höheren Grades. Dann muss umgehend der Arzt aufgesucht werden!

So hilft Johanniskraut

Zu den Wirkstoffen des Johanniskrauts zählt das Hyperforin. Es besitzt in hohem Maße keimtötende Eigenschaften, ist allerdings sehr instabil, so dass es nur in frischen Blüten und deren Ölen zu finden ist.

Die ätherischen Öle von Hyperikum wirken kühlend. Am besten hilft Johanniskrautöl, das selbst hergestellt (siehe dazu Kapitel »Darreichungsformen«, Seite 26) oder in der Apotheke gekauft wurde. Ein kleines Mullläppchen wird in das Öl getaucht und vorsichtig für einige Minuten auf die verbrannte Hautpartie gelegt. Wiederholen Sie die Anwendung alle zwei Stunden!

Wechseljahrebeschwerden

Die Eierstöcke und das Hormonsteuerungszentrum im Gehirn sind in einem Regelkreis eng miteinander verbunden. Dieser Regelkreis stabilisiert den Zyklus und die Fruchtbarkeit der Frau, doch in den Wechseljahren wird er zum Problem. Denn im vierten Lebensjahrzehnt lässt die Produktion von Östrogen und Progesteron allmählich nach. Der Vorgang wird vom Zwischenhirn sensibel registriert. Es ergeht die Aufforderung an die Hirnanhangsdrüse (Hypophyse), mehr Hormone auszuschütten, um die untätigen Eierstöcke wieder zum Arbeiten zu bringen. Doch deren Funktion lässt altersbedingt nach.

Die Hormonregler im Gehirn arbeiten so noch eine Zeit lang gegen das Versiegen der Eierstöcke. Daher kommt es im weiblichen Organismus zu einem Anstieg der Hormone aus der Hypophyse und zu einem Ab-

---

Etwa 60 bis 80 Prozent aller Frauen in den Wechseljahren leiden unter Beschwerden, Fünf Prozent sind dadurch so beeinträchtigt, dass sie nicht mehr arbeiten können.

Farbtherapie mit Johanniskraut

▶ Gelb und Orange wirken drüsenanregend und verlangsamen dadurch den hormonellen Umstellungsprozess während der Wechseljahre.

▶ Bevorzugen Sie diese Farben in Ihrer Kleidung. Bringen Sie auch in Ihre Ernährung Gelb- und Orangetöne hinein

(z.B. Zitronen, Käse, Nudeln, Orangen, Currysaucen).

▶ Johanniskrauttee mit seiner goldorangen Farbe wirkt sich ebenfalls günstig auf Wechseljahrebeschwerden aus.

▶ Damit die Farbe wirken kann, müssen Sie den Tee aus einem farblosen Glas trinken.

fall der weiblichen Geschlechtshormone Östrogen und Progesteron. Infolgedessen entwickeln sich die typischen Wechseljahrebeschwerden wie Hitzewallungen, Herzjagen und Schweißausbrüche. In jüngeren Jahren werden sie durch den Einfluss der Östrogene auf das Zwischenhirn verhindert.

Hormontherapie

Dass eine Hormontherapie mit Östrogen-Gestagen-Kombinationen viele Wechseljahrebeschwerden bekämpfen kann, steht mittlerweile außerfrage. Umstritten sind nach wie vor die Nebenwirkungen. Östrogene erzeugen in den von ihnen gesteuerten Organen ein Milieu, indem sich bösartige Wucherungen leichter als sonst entwickeln können. Gestagen hebt diesen Effekt jedoch auf. Jüngeren Untersuchungen zufolge wird durch Östrogen-Gestagen-Kombinationen das Risiko von Gebärmutter-, Eierstock- und Brusttumoren sogar verringert.
Dennoch stellt jede Hormontherapie einen tiefen Eingriff in das körperliche und seelische Gleichgewicht dar. Seine Ausmaße können bislang gar nicht abgesehen werden. Bei einer gesunden Patientin, die sich ausreichend mit Milchprodukten ernährt, kein Übergewicht hat,

> Viele Frauen reagieren mit dem Ende ihrer Wechseljahre sehr intensiv auf den Wechsel des Mondes. Daran ist nichts Abnormales, auf diese Weise versucht vielmehr der Körper, den verloren gegangenen Periodenzyklus durch einen anderen, ähnlich rhythmisierten Zyklus zu ersetzen.

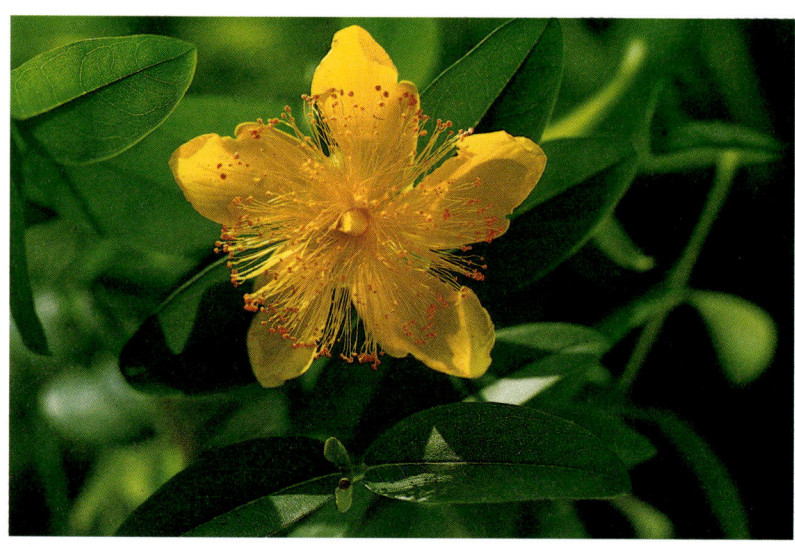

Die knallig gelben Blüten des Johanniskrauts sowie die goldorange Farbe seines Tees sind geradezu ideal für die Farbtherapie in den Wechseljahren.

Sport treibt und keinerlei Risikofaktoren in der Familie (beispielsweise eine krebskranke Mutter) hat, kann auf eine Hormontherapie gegen Wechseljahrebeschwerden wie Hitzewallungen, Ängste, depressive Zustände und Schweißausbrüche durchaus verzichtet werden. In diesem Fall kann man mit pflanzlichen Heilmitteln wie etwa dem Johanniskraut die Beschwerden lindern. Und zwar ohne Risiko.

So hilft Johanniskraut

Johanniskraut als wirkungsvolles Antidepressivum hilft jenen Frauen, die während der Wechseljahre häufiger unter depressiven Zuständen, Ängsten und Schlafstörungen leiden. Sie sollten zu Beginn der Therapie zwei Tassen Johanniskrauttee pro Tag trinken. Wenn sich die ersten Erfolge einstellen und sich die Stimmung stabilisiert hat, wird auf eine Tasse pro Tag reduziert. Johanniskraut weist gegen Depressionen in den Wechseljahren eine vergleichbare Wirksamkeit wie synthetische Antidepressiva auf. Allerdings ist seine Verträglichkeit deutlich besser, und es besteht keinerlei Suchtrisiko.

Johanniskraut und Salbei

Alt bewährt bei Wechseljahrebeschwerden ist eine Kur mit Salbei und Johanniskraut. Trinken Sie am Vormittag eine Tasse Salbeitee und am späten Nachmittag eine Tasse Johanniskrauttee. Die Salbeiwirkstoffe beeinflussen das Wärmeregulationszentrum im Zwischenhirn günstig: Hitzewallungen und Schweißausbrüche werden deutlich reduziert.

Wetterfühligkeit

Wetterfühlige Menschen haben Schwierigkeiten, sich an veränderte Wetterverhältnisse anzupassen. Grundsätzlich gilt hierbei, dass ein kranker Körper mehr Schwierigkeiten hat als ein gesunder. Aus diesem Grund sollte bei Wetterfühligkeit zunächst einmal untersucht werden, ob nicht eine organische Krankheit vorliegt.

Zu den häufigen Nebenwirkungen der depressionshemmenden und stark beruhigenden Benzodiazepine gehören bei älteren Patienten Oberschenkelhalsbrüche. Die Ursache für dieses Phänomen liegt in der erhöhten Sturzgefahr wegen unkontrollierter Muskelentspannung durch das synthetische Beruhigungsmittel. Derartige Risiken bestehen beim Johanniskraut nicht.

Besonders empfindlich reagieren Frauen während der Wechseljahre auf Wetterreize. Danach sinkt die Empfindlichkeit allerdings wieder ab.

Zu den meteorologischen Hauptauslösern gehören trockene und warme Winde, die aus den umgebenden Luftströmungen eines Tiefdruckgebietes entstanden sind. Ein typisches Beispiel hierfür ist der Alpenfön, unter dessen Auswirkungen sehr viele Menschen in Süddeutschland leiden.

Darüber hinaus konnten Wissenschaftler bei wetterfühligen Patienten Abweichungen in ihrem Hormonhaushalt feststellen, die zu drei Typen von Wetterfühligkeit führen.

Unterschiedliche Typen

▶ Der Wetterfühlige vom Typ I leidet bei Wetterumschwung unter akut nachlassender Noradrenalin- und Serotoninaktivität. Diese Hormone wirken u. a. als Botenstoffe zwischen den Nervenendigungen und dienen der Aufrechterhaltung des normalen Leistungsvermögens sowie der Bewältigung von Stressreizen. Es kommt zu Symptomen wie Müdigkeit, Apathie, zu depressiven Verstimmungen und Konzentrationsschwäche. Der Wetterfühlige vom Typ I kann durch Johanniskraut sehr gut geheilt werden.

▶ Der Wetterfühlige vom Typ II leidet an einem Überschuss des Botenstoffs Serotonin. Auch wenn das Serotonin allgemein als Glückshormon bezeichnet wird, führt ein Überschuss zu einem abnormen Anstieg aktiver Potenziale: Der Patient wird unruhig, hektisch und leidet unter Schlafstörungen. Menschen vom Typ II sollten Johanniskraut nicht verwenden.

▶ Der Wetterfühlige vom Typ III leidet häufig an einer Schilddrüsenüberfunktion. Hier sind die Therapiemöglichkeiten von Johanniskraut eher gering.

Keine Seltenheit

Ernsthaft wetterkrank sind 30 Prozent aller Menschen, weitere 30 Prozent spüren zumindest Wettereinflüsse, auch wenn sie sich dabei nicht unbedingt negativ beeinträchtigt fühlen. Frauen reagieren im allgemeinen empfindlicher auf Wettereinflüsse. Ihr komplizierterer

---

Regelmäßige Saunabesuche trainieren die Blutgefäße, und versetzen den Körper in die Lage, Temperaturwechsel besser wegzustecken. Die Anpassungsfähigkeit des Körpers wächst, die Reaktion auf Wetterreize nimmt ab.

Johanniskraut hilft in erster Linie dem Wetterfühligen vom Typ I, der auf Wetterumschwünge mit einem Abflauen seiner vitalen Kräfte reagiert. Bevor Sie also zur Johanniskrauttherapie greifen, sollten Sie sorgfältig Ihre Symptome abklopfen.

Hormonhaushalt beeinflusst das Nervensystem und das Seelenleben stärker, als es bei Männern geschieht. Die Reizschwelle des Nervensystems liegt bei Frauen niedriger. Wetterfühligkeit ist auch eine Frage des Alters: Bei älteren Menschen steigt die Wahrscheinlichkeit, dass sie empfindlich reagieren.

So hilft Johanniskraut

Wetterfühlige vom Typ I müssen mit sogenannten MAO-Hemmern behandelt werden. Das sind Medikamente, die bestimmten Substanzen, den sogenannten MAO-Stoffen, den Wind aus den Segeln nehmen. Der Vorteil solcher Arzneien: Die MAO-Stoffe hindern genau die Hormone an ihrer Arbeit, die unsere Stimmung stabilisieren und uns anpassungsfähig gegenüber Wetterumschwüngen machen. Das Johanniskraut enthält mit Querzitrin und Querzetin die wirksamsten MAO-Hemmer, die man in der Natur überhaupt finden kann. Eine Johanniskrauttherapie sorgt also dafür, dass wir auf Wetterumschwünge besser reagieren können und selbst bei ungünstigen Verhältnissen bei guter Laune bleiben.

So wenden Sie Johanniskraut richtig an

▶ Beginnen Sie mit einer Kur mit Johanniskrauttee. Trinken Sie täglich zwei bis drei Tassen, möglichst zu den Hauptmahlzeiten.

▶ Es ist wichtig, dass Sie diese Kur nicht erst beim Wetterumschwung beginnen, denn Hyperikum ist kein Erste-Hilfe-Mittel für Wetterfühlige, sondern ein Medikament, das eine längerfristige geistige und körperliche Stabilität bei Wetterwechseln schafft.

▶ Die Kur sollte mindestens zwei Monate dauern. Falls Sie nach dem Absetzen der Kur wieder eine Verschlechterung Ihres Zustandes verspüren, trinken Sie täglich wieder eine Tasse Tee.

▶ Es ist überhaupt nichts dagegen einzuwenden, wenn Sie Ihren morgendlichen Kaffee für einen längeren Zeitraum – oder. falls es nötig sein sollte, für immer – durch Johanniskrauttee ersetzen.

Ein angeschlagenes Nervensystem steigert die Empfindlichkeit auf Wetterreize. Regelmäßiges Entspannungstraining kann das Nervenkostüm kräftigen und die Wetterbeschwerden mildern.

Vor tausend Jahren wurde in Friesland noch besonders hart bestraft, wer einen anderen so verletzte, dass die Narbe bei Wetterwechsel schmerzte.

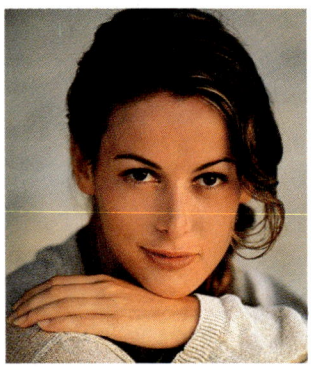

Johanniskraut sorgt für eine natürliche und schöne Ausstrahlung.

Die ätherischen Öle des Johanniskrauts führen durch ihren Wohlgeruch zu einer Belebung des gesamten Organismus. Das spiegelt sich auch auf der Haut wider. Gerbstoffe machen die Haut widerstandsfähiger gegenüber Umwelteinflüssen. Sie wirken reinigend und antiseptisch, verhindern dadurch die Vermehrung von Bakterien auf der Hautoberfläche und in den Poren.

Johanniskraut für die Schönheit

Hautverschönernde Wirkstoffe

Das Johanniskraut enthält zwei Wirkstoffkomplexe, die in der Kräuterkosmetik schon immer eine große Rolle gespielt haben. Diese beiden Wirkstoffe gelangen beispielsweise über das Auftragen von Johanniskrautöl oder Johanniskrauttinktur direkt in die Haut. Sie sollten jedoch nur dann aufgetragen werden, wenn kein längerer Aufenthalt in der Sonne geplant ist. Andernfalls besteht das Risiko von Überreaktionen der Haut: Entzündungen, unerwünschte Farbschattierungen. Außerdem eignet sich das Öl nicht für Menschen, die durch ihre Talgdrüsen bereits selbst für einen starken Fettfilm auf ihrer Haut sorgen. Sie sollten lieber Dampfbäder oder Kompressen mit Johanniskrautzusatz wählen.

Gesichtsdampfbäder

Gesichtsdampfbäder mit Johanniskrautblüten wirken reinigend, antiseptisch und durchblutungsfördernd. Wie stark ihre reinigende Kraft ist, zeigt sich, wenn man danach die Haut mit einer Papierserviette oder einem Wattebausch abtupft. Dampfbäder mit Johanniskraut eignen sich vor allem für fette und unreine Haut sowie für leicht entzündete und pickelige Mischhaut.

▶ So machen Sie es richtig
Überbrühen Sie 3 EL Johanniskrautblüten mit 1 l kochendem Wasser. Warten Sie etwa 5 Minuten, und beugen Sie dann das Gesicht über den dampfenden Topf. Ein Handtuch über Kopf, Nacken und Schüssel sorgt dafür, dass der Dampf auch wirklich Ihr Gesicht trifft. Beim Ein-

atmen durch die Nase gelangen die Wirkstoffe natürlich auch in Ihren Blutkreislauf, schon nach wenigen Minuten werden Sie ein deutliches Entspannungsgefühl spüren. Nach 8 bis 10 Minuten ist das Dampfbad beendet. Bespritzen Sie das Gesicht kurz mit Leitungswasser, und tupfen Sie es trocken.

Während der nächsten 20 Minuten sollten Sie nicht an die frische Luft gehen, da das für Ihre erhitzten und durchbluteten Bronchien ein zu großer Schock sein könnte. Ein Gesichtsdampfbad kann 1- bis 2-mal pro Woche durchgeführt werden.

Kompressen

Gesichtskompressen helfen bei müder und strapazierter Haut, sie weichen die Hornschicht auf und reinigen die Poren. Im Unterschied zum Dampfbad kommen hierbei die Wirkstoffe des Johanniskrauts dazu, ihre adstringierende – also blutgefäßzusammenziehende – Wirkung zu entfalten. Aus diesem Grund eignen sich Johanniskrautkompressen vor allem bei entzündeter Haut oder einer Haut, in der sich hässliche Blutäderchen zeigen.

▶ So machen Sie es richtig
Übergießen Sie 2 Handvoll Johanniskrautblüten mit 2 l kochendem Wasser. Warten Sie etwa 10 Minuten. In der Zwischenzeit sollten Sie Ihr Gesicht gründlich reinigen. Dann seihen Sie die Flüssigkeit in eine Schüssel ab. Stellen Sie eine zweite Schüssel mit kaltem Wasser und 2 Handtücher bereit. Jetzt tunken Sie eines der Tücher in das heiße Wasser und legen es auf Ihr Gesicht. Sie sollten dabei am besten liegen, die Beine hochlagern und die Gesichtsmuskeln vollkommen entspannen. Atmen Sie langsam durch die Nase ein und durch den Mund aus. Dabei sollte sich Ihre Bauchdecke deutlich heben und senken. Die Wirkstoffe des Johanniskrauts gelangen in Ihr Blut und sorgen schon bald für eine tiefe und wohlige Beruhigung.

Nach 5 bis 8 Minuten entfernen Sie das heiße Tuch von Ihrem Gesicht. Dann tunken Sie das zweite Tuch in kaltes Wasser und legen es für 3 bis 5 Minuten auf Ihr Gesicht.

Dampfbäder und Kompressen aus Johanniskraut eignen sich besonders bei fettender oder entzündeter Haut. Sie beseitigen Hautunreinheiten, wirken außerdem gegen Pickel und Entzündungen.

Da zahlreiche Hautprobleme auf psychische Faktoren zurückzuführen sind, bestehen realistische Aussichten, sie mit dem angst- und depressionshemmenden Johanniskraut wieder in den Griff zu bekommen.

Insgesamt sollte Ihr Gesicht jeweils 3-mal unter den beiden Tüchern liegen. Eine Kompressenanwendung dauert also insgesamt 24 bis 39 Minuten. Sie kann pro Woche 1- bis 2-mal durchgeführt werden.

Wirksame Kräuterkombinationen

▶ Arnika und Johanniskraut helfen bei stark fettender Haut mit einer Neigung zu Pickeln und Akne.

▶ Lindenblüten und Johanniskraut wirken, wenn die Reinigungskraft bis in die Poren vordringen soll. Die Wirkung der beiden Kräuter kommt vor allem bei Gesichtskompressen zum Tragen.

▶ Melisse und Johanniskraut erfrischen und straffen alternde Haut.

▶ Pfefferminze und Johanniskraut eignen sich für stark fettende Haut mit Neigung zu Pickeln und Akne. Die Wirkung der beiden Kräuter nutzen Sie am besten in Gesichtsdampfbädern.

▶ Rosmarin und Johanniskraut glätten welke und schlaffe Haut. Die Wirkung wird vor allem durch Gesichtsdampfbäder freigesetzt.

Johanniskraut enthält Substanzen, die direkt zur Schönheit Ihrer Haut beitragen und sie widerstandsfähiger gegenüber schädlichen Umweltreizen machen.

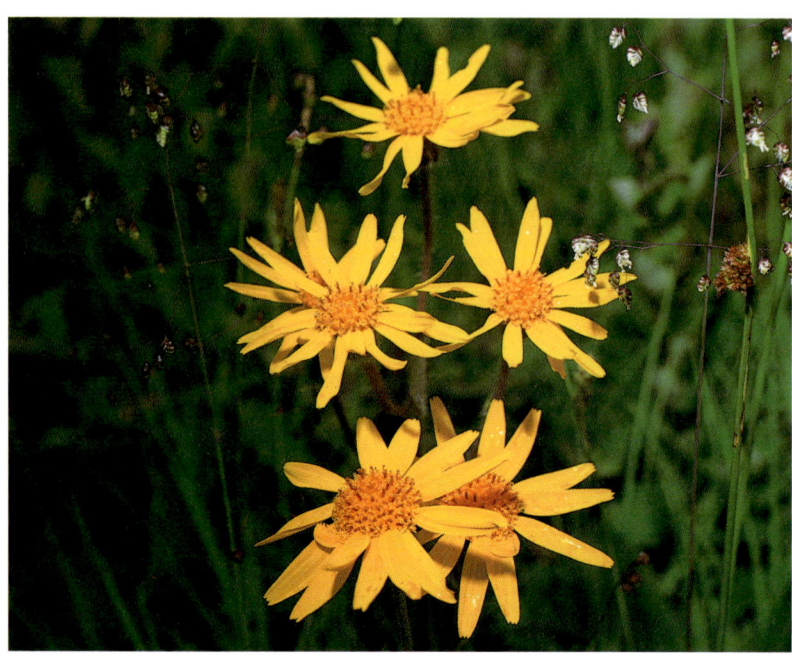

Arnica montana, auch Arnika oder Bergwohlverleih genannt, ist eine Heilpflanze, die sich hervorragend mit Johanniskraut kombinieren lässt. Gemeinsam lindern die beiden Pflanzen entzündliche Hautunreinheiten.

Über den Autor

Dr. Jörg Zittlau studierte Biologie, Sportmedizin und Philosophie. Er ist freier Wissenschaftsjournalist mit den Schwerpunkten Alternativ- und Naturmedizin, Psychologie und Ernährung.

Literatur

Haensel, R.: Spektrum Johanniskraut. Aesopus Verlag. Basel/CH 1996
Kluge, H.: Heilkräuter aus der Apotheke. Südwest Verlag. 2. Auflage, München 1996
Urban-Backhaus, M.: Natürliche Hilfe durch Heiltees. Südwest Verlag. München 1995
Zittlau, J./Kriegisch, N.: Das große Buch der gesunden Ernährung. Südwest Verlag. München 1997
Zittlau, J./Kriegisch, N./Heinke, D.-P.: Hausmittel – die bewährte Hausapotheke gegen alle Krankheiten. Südwest Verlag. München 1996

Hinweis

Das vorliegende Buch ist sorgfältig erarbeitet worden. Dennoch erfolgen alle Angaben ohne Gewähr. Weder Autor noch Verlag können für eventuelle Nachteile oder Schäden, die aus den im Buch gemachten praktischen Hinweisen resultieren, eine Haftung übernehmen.

Anmerkung der Redaktion

Sie haben es sicher gemerkt, dass wir diesem Buch die neuen amtlichen Rechtschreibregeln zu Grunde/zugrunde gelegt haben.

Bildnachweis

AKG, Berlin: 20; Bavaria, Gauting: 22 (Photo Shot), 40 (Ulrike Schneiders), 88 (Adam), 92 (TCL); Botanik-Bildarchiv Laux, Bibrach: Titelbild, 6, 34, 94; Das Fotoarchiv, Essen: U4 (Andreas Riedmiller); IFA-Bilderteam, Taufkirchen: 14 (Kay); Image Bank, München: 31 (Gianni Gigolini), 75 (Paul Simcock); Pasieka Alfred, Hilden: 51; Superbild Eric Bach, Grünwald: 1 (Reso), 11 (BSIP); Tony Stone, München: 26 (Images), 42 (Images/Terry Vine); Transglobe Agency, Hamburg: 63 (C. Bevilacqua)

Impressum

© 1997 Südwest Verlag GmbH & Co. KG, München
2. Auflage 1997

Alle Rechte vorbehalten. Nachdruck – auch auszugsweise – nur mit Genehmigung des Verlages.

Lektorat:
Dr. Judith Schuler,
Dorothea Karol
Medizinische Fachberatung und Redaktionsleitung:
Dr. med. Christiane Lentz
Bildredaktion:
Sabine Kestler
Produktion:
Manfred Metzger
Umschlag:
Till Eiden
DTP/Satz:
Reiner Löb
Druck:
Color-Offset, München
Bindung:
R. Oldenbourg, München
Printed in Germany

Gedruckt auf chlor- und säurearmem Papier

ISBN 3-517-01936-4

Register